U0016087

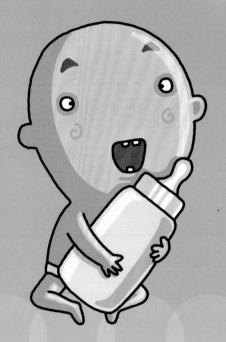

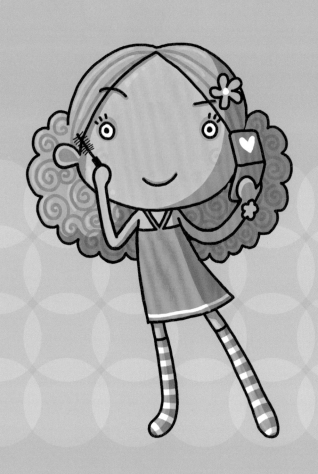

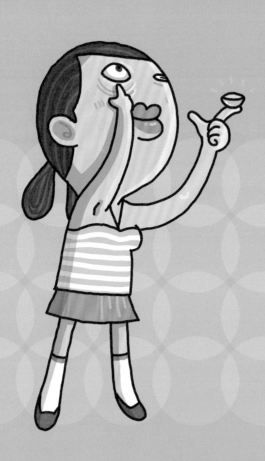

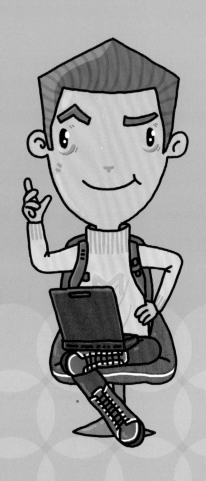

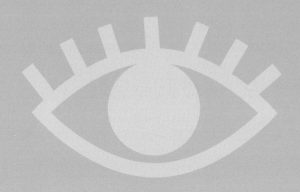

眼睛保健聖經

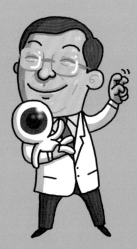

張朝凱／著

自序——
確實做好眼睛定期
自我健康管理

　　身為一名眼科醫師，除了會特別注意眼科技術的最新研發與進展，對於一般人在日常生活中的用眼與護眼習慣也會特別關注，總是希望能發揮個人所學、善盡眼科醫師的職責與專長，以捍衛現代人的眼睛健康。

　　但儘管心願宏大，還是深感力有未逮之處，遂基於預防重於治療及推廣正確眼睛保健觀念，聯合多位眼科醫師，將我們多年來在眼科醫學道路上的經驗與心得分享給所有關心自己雙眼的朋友們，希望藉由本書介紹有關眼睛的疾病與身體的關係，讓現代人獲得真正的健康，迎向幸福快樂的人生。

　　根據一份針對十至六十五歲民眾進行的「台灣民眾螢幕用眼情形與護眼認知調查」顯示，國人每週平均盯在電視、電腦、電玩、手機螢幕上的時間高達37小時；其中超過616萬人每週超過49小時，平均每天將近三分之一的時間都黏在螢幕上。二十至二十九歲年輕人每天平均使用螢幕時間更將近8小時，是

各年齡層之冠。

「螢幕族」的後遺症不只是筋骨僵硬痠痛，更會衍生許多眼睛健康的問題，輕者影響眼睛睫狀肌收縮功能，造成眼睛疲勞及痠痛紅腫，重者會造成或加重近視、散光等屈光問題，引發結膜炎、乾眼症及頭痛，長期可能會導致視覺神經系統功能慢性退化，加速眼睛的老化。

調查報告中透露，長時間近距離用眼已是國人生活的常態，成為眼睛健康的隱憂。再加上現代生活環境的改變，例如空氣污染、長時間待在冷氣房、強烈紫外線等，也是激化特定眼疾發生的危險因子。

在這份調查裡還發現幾個現象：一、相較於三年前「國人護眼及認知調查」的結果，雖然提高約超過一成半的民眾會採取日常護眼措施，眼睛不舒服時的就醫比例也增加22%，但仍有近八成的國人尚未養成定期眼睛健檢的習慣；二、身為家庭支柱的四十至四十九歲壯年族群特別容易忽略平日的護眼及眼睛定期檢查，僅有9%會日常護眼、24%會做定期檢查；三、女性眼睛定期檢查的比例遠低於男性；四、銀髮族因為最能感受眼睛老化所帶來的視力模糊與不便，在護眼行動上表現得最積極。

如果身為家長、老師，甚至是醫師的成人朋友們都無法照

顧好個人的眼睛健康，下一代的眼睛保健工作更是令人擔憂，因為現代小朋友的壓力並不亞於成年人，不僅要面臨繁重的課業壓力，更要承受電視、電腦、遊戲機、PDA的侵襲。倘若發育成長期間未妥善保養眼睛，除了會造成學習障礙，還會影響視覺功能。尤其是近來發現有許多年輕人因長期緊盯電腦與用眼過度，眼睛有提早老化的現象，徹底顛覆長期以來老花眼是中老年人專利的迷思。

種種的調查數據與現象都提醒現代人，若不能善待自己的眼睛，任何有關眼睛的疾病都可能提早來臨。唯有確實做好眼睛定期自我健康管理，早期發現、早期治療，才能確保眼睛的健康。

此書的完成要感謝很多人的付出與努力，包括陳美齡醫師不眠不休的審稿，林玉凰醫師、林孟穎醫師、麥令琴醫師、張鼎業醫師、劉淳熙醫師幾位醫師分享他們的經驗與專業知識，吳淑文、王莉婷的文字整理，諾貝爾全體員工的協力支援，更要感謝如何出版社同仁們精闢的建議與費心的編輯與校正，才能讓此書得以順利出版。

張朝凱 David C.K. Chang

2007.11.27 於台北諾貝爾眼科

目錄 Contents

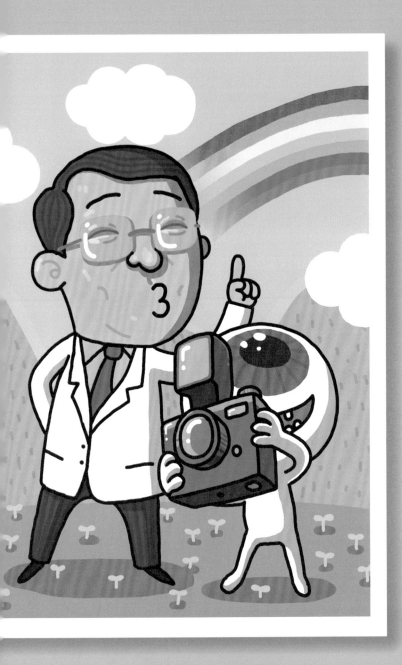

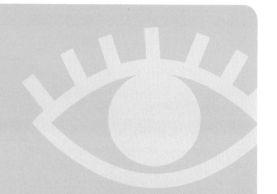

如果這個世界少了她，日月星辰將黯然失色；如果這個世界少了她，繽紛美景形同不存在；如果這個世界少了她，俊男美女不再吸引目光；如果這個世界少了她……

沒錯，如果這個世界少了她，也許你還能繼續行住坐臥，但你將經驗不到色感的層次、明暗的光覺及形體的投射。你失去的不僅是生理的知覺，更是人類最纖細的情感流動！

人生沒有意外，看到什麼或是感覺到什麼，往往是大腦與眼睛緊密活動的結果。

例如當人們回憶一件事時，眼睛會很自然的往上看或是往下看，這個動作不僅是進入記憶檔案的連結，事實上，還有疏導情緒、清洗心識灰塵的妙用。

是誰開始了這些感官之旅？是誰啟動了這些心靈體驗？

答案是──眼睛！

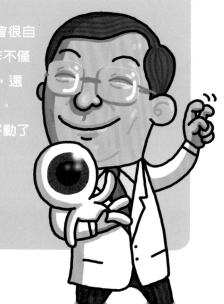

破解視覺運作密碼

對生來即擁有正常視力的人而言，視覺決定大部分人對世界的認知及對人、事、物的喜好，長久以來，眼睛始終被視為是蘊含人類精髓的知覺系統，這同時也肯定了眼睛在人類生命經驗構成中的重要地位。

但是，在視力正常時，人們對眼睛的存在幾乎是渾然不覺，必須等到視力出現障礙或是有眼疾時，因學習、工作、休閒與安全上的諸多不便與危險，才驚覺人應有的基本權利已被剝奪了。

宇宙萬物都具有「向陽」的本質，總是會追尋光的腳步、依循光的方向前進。眼睛之所以能看到光、看見物體，有其一套繁複而精密的知覺運作過程。

視覺的形成首先是外來光線或是影像撞擊到感覺器官的特殊接受器，也就是經過眼角膜、瞳孔、水晶體、玻璃體等透明構造體到達視網膜組織。

視網膜是眼球裡面最內層的神經膜層，作用就像是照相機的底片，能感受光線並產生影像。經由視網膜的神經纖維，再

沿著視神經、視交叉、視放射進入人類的大腦枕葉。

大腦枕葉的視皮質因可辨識由眼球傳入的訊息，人們因此可以看到光影與物體影像，並清楚辨識出物體的顏色。

因此也可以這麼說，人類並不是靠眼睛看世界，而是靠大腦看世界。道理就在，視力的形成是在大腦完成「看」的印象，再透過視網膜提供光線及物體影像傳輸，進而才產生視覺反應。

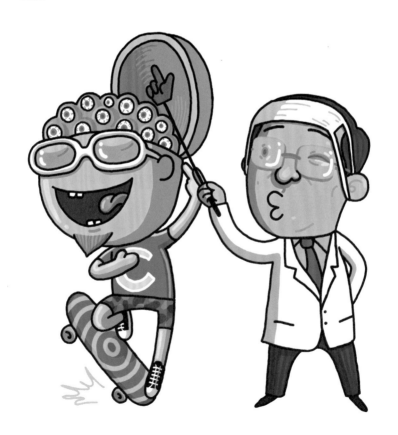

眼睛的構造

眼睛如同人際關係網絡一樣，結構錯綜複雜、盤根錯節，卻又遵循著一套無比精密的程式運作著，只要功能健全，能帶你看盡千山萬水、盡攬天下美景。

從醫學角度看眼睛組織，包含有眼瞼、眼窩、眼球、淚器與眼肌五大部分，各司其職，又互為作用，綿密交織出「看」的功能。

眼瞼

眼瞼分為上眼瞼、下眼瞼，主要由最外層的皮膚和裡面的眼輪肌、眼瞼板、結膜組成。

上下眼瞼之間的裂縫稱為「眼裂」，眼裂的長短決定眼球外觀的大小。上下眼瞼交界處稱為「眼眥」，外側稱為「外眥」，內側稱為「內眥」。東方人的內眥常有皮膚皺褶現象，稱為「內眥贅皮」，若皺褶太多，會遮蓋鼻側的鞏膜，讓人誤以為患有「內斜視」。

眼瞼邊緣的睫毛有防止汗液或是異物進入眼睛的保護功能。

眼瞼除能遮蓋眼睛、阻擋過多光線及防止異物進入眼睛之外，主動開啟及閉合的機制能均勻分布淚水，以保持眼角膜的溼潤。

眼窩

眼窩呈漏斗型，由七塊骨頭構成，是容納眼球的骨腔。眼窩內有豐富的脂肪組織，目的是做為支架和緩衝外力，以減輕眼球振動和保護眼球。

眼窩內除了眼球及脂肪外，還有眼肌、神經、血管及淚腺。眼窩周邊有鼻竇，內含空氣，與鼻腔有孔道相連。

淚器

淚器可分淚液分泌系統及淚液排流系統。

　　淚水由淚腺及副淚腺分泌，分布於眼球表面，再匯流進入排流系統。運作過程是先經眼瞼鼻側的「淚點」進入「淚小管」、「淚囊」，再經鼻淚管流入鼻腔。

　　眼淚水穩定的流動可使眼球保持濕潤，也具有殺菌及中和弱酸、弱鹼的功能。淚水太多，固然也是一種困擾；但淚水若太少，則會引起乾眼症，造成眼角膜受損。

眼肌

　　每隻眼球由六條外眼肌支撐固定在眼窩中。這些肌肉的彼此配合，可使眼球自由且和諧的往任何方向轉動。兩眼運動時，眼肌會互相協調。

　　支配眼肌的腦神經有第三、第四、第六對腦神經。神經麻痺或眼肌本身的病變，會造成斜視的發生。

眼球

　　眼球是個略圓偏橢圓形的構造，前後直徑約二十二至二十三毫米，是眼部最重要的部分，包含許多重要組織（詳細敘述見第14頁透視眼球）。

透視眼球

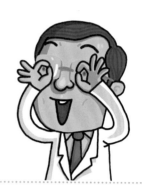

　　眼球的構造十分精密且脆弱，是人類身上最複雜的器官之一，構造與攝影機很相似：鞏膜有如攝影機的外殼，眼角膜有如攝影機鏡頭前的透明蓋子，虹彩和瞳孔有如攝影機的光圈，水晶體有如攝影機的鏡頭，視網膜則有如攝影機的底片。

　　人體與科技竟是如此相似，不免讓人感到納悶，究竟是眼睛模仿相機？還是相機模仿眼睛？某知名手機的廣告標語說：「科技始終來自於人性！」所言似乎頗有幾分道理！

角膜

是眼球前方的透明組織。無色透明有點略凸，對疼痛的感覺非常敏銳，能把光線折射送進瞳孔。透過角膜可見虹膜的色澤（內含色素層），也就是我們平常所說的黑眼珠（參見第16頁）。

前房

水晶體前面介於角膜和虹膜之間的空間稱為「前房」，前房內充滿水樣低蛋白的液體，稱為「房水」（參見第16頁）。

虹膜

含有大量的色素細胞及肌肉。虹膜中心有一圓形開口，稱為「瞳孔」。虹膜會依據傳入眼中光線的強弱而收縮，並改變瞳孔的大小，以調節光量，控制進入眼內的光線（參見第16頁）。

睫狀體

位於虹膜與脈絡膜之間。睫狀體可分泌水樣液，又稱為「房水」。房水可營養角膜，並維持眼球內的壓力。睫狀肌可以調節水晶體的形狀及厚度，以取得適當的焦距（參見第16頁）。

後房

水晶體、睫狀體及虹膜圍成的空間稱為「後房」。房水由睫狀體分泌出來後，由「後房」經「瞳孔」流到「前房」（參見第16頁）。

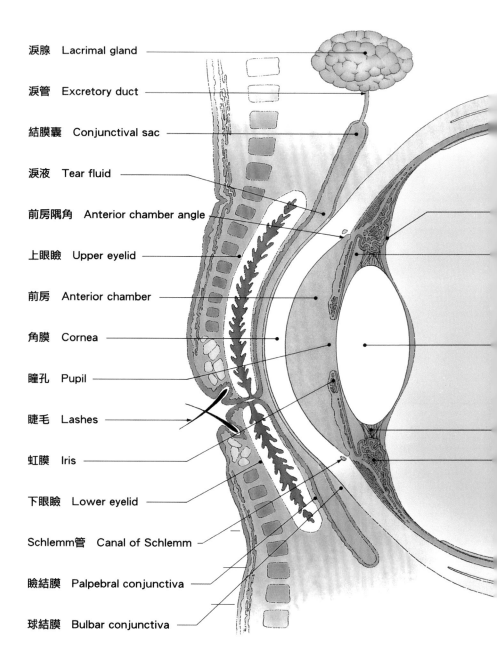

涙腺　Lacrimal gland

涙管　Excretory duct

結膜囊　Conjunctival sac

涙液　Tear fluid

前房隅角　Anterior chamber angle

上眼瞼　Upper eyelid

前房　Anterior chamber

角膜　Cornea

瞳孔　Pupil

睫毛　Lashes

虹膜　Iris

下眼瞼　Lower eyelid

Schlemm管　Canal of Schlemm

瞼結膜　Palpebral conjunctiva

球結膜　Bulbar conjunctiva

視 線
視 軸

內直肌

鞏 膜
脈絡膜
網 膜

黃 斑

視神經

外直肌

中心窩

右眼水平切面圖

上直肌
Superior rectus muscle

鞏 膜 Sclera
脈絡膜 Choroid
網 膜 Retina

睫狀體突起
Ciliary process

後房
Posterior chamber

玻璃體
Vitreous

水晶體
Crystalline lens

視神經乳頭
Optic disc

視神經
Optic nerve

睫狀體小帶 Zonule

睫狀體 Ciliary body

網膜中心靜脈
Central retinal vein

網膜中心動脈
Central retinal artery

眼球切面圖

下直肌
Inferior rectus muscle

眼底圖

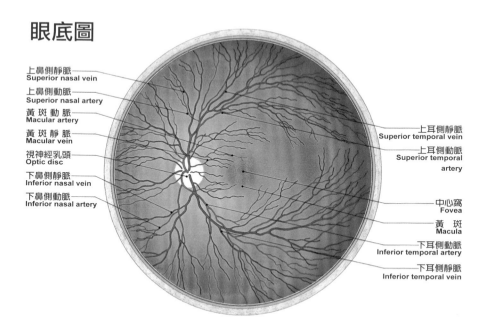

上鼻側靜脈
Superior nasal vein

上鼻側動脈
Superior nasal artery

黃斑動脈
Macular artery

黃斑靜脈
Macular vein

視神經乳頭
Optic disc

下鼻側靜脈
Inferior nasal vein

下鼻側動脈
Inferior nasal artery

上耳側靜脈
Superior temporal vein

上耳側動脈
Superior temporal
artery

中心窩
Fovea

黃 斑
Macula

下耳側動脈
Inferior temporal artery

下耳側靜脈
Inferior temporal vein

眼球模型圖

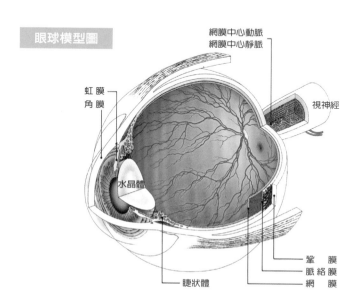

網膜中心動脈
網膜中心靜脈

虹 膜
角 膜

視神經

水晶體

睫狀體

鞏 膜
脈絡膜
網 膜

水晶體

位於瞳孔後面的扁平橢圓形透明組織。其外包以細緻的囊，可防止房水進入。水晶體周圍有彈性組織，稱為「懸韌帶」，懸韌帶可以固定水晶體，懸韌帶的鬆緊並可改變水晶體的形狀及厚薄，以調節屈光，使進入眼睛的光線聚焦於視網膜上（參見第16頁）。

玻璃體

是在水晶體與視網膜之間的半流動、透明膠狀物質，填充眼球的後腔，占據眼球腔五分之四的空間，並維持眼球的形狀。玻璃體可讓光線透過並到達視網膜。

年輕人的玻璃體較為「固態」，老年人或某些眼疾患者其玻璃體較為「液化」。若因外傷或手術導致玻璃體流失，則無法再生（參見第16頁）。

視網膜

眼球壁最內層，滿布感光細胞及神經纖維。視網膜的中心區域稱為「黃斑部」，是視覺最為敏銳的區域。黃斑部含有大量的錐狀細胞；黃斑部以外的區域含有桿狀細胞。錐狀細胞與中心視力、色覺和形狀感覺功能有關；桿狀細胞則與暗視覺及周邊視力有關，在夜晚瞳孔放大時功能較佳。視神經穿出視網膜的地方稱「視神經圓盤」，由於無感光細胞的存在，沒有視覺作用，在測試單眼視野時會出現盲點（參見第17、18頁）。

脈絡膜

　　是眼球壁中層的組織，主要由色素及血管組成，可供應眼球養分並運送廢物。脈絡膜、虹膜、睫狀體三者合稱為「葡萄膜」（參見第17、18頁）。

鞏膜

　　呈白色，即一般俗稱的眼白，為眼球壁最外一層，堅韌而不透明。鞏膜可保護眼球，並維持眼球形狀和保持內部的壓力（參見第17、18頁）。

視神經

　　收集視網膜神經纖維，集合成視神經，再將影像傳到大腦（參見第17、18頁）。

光明向前行

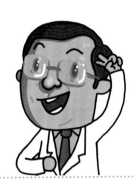

當胎兒還在母親肚子裡時，眼睛與腦是最先發展出來的器官，往後伴隨著年齡的成長，視覺狀況也有不一樣的發展，角膜約在兩歲時完成發育，水晶體則在五到六歲時發育完成，直到約十二歲左右，整個眼球的大小才固定成形，視力的發展也才趨於穩定。

之後緊跟著的學齡期、青少年期的就學與課業壓力，再加上電視與電腦的侵襲，此時期眼睛不僅承受極大的壓力，也開始了任重道遠的責任，除了日以繼夜承接來自外界的資訊，更牽引人們走過漫漫青年期、壯年期與老年期。

人類眼睛所表現出來的視覺能力，是所有生物中最精密的，被人類依賴的程度，也是所有生物中之冠。眼睛，是人類一生的好朋友，也是人類生命中最珍貴的寶藏，沒有了她，人們將處於黑暗之中，永無白晝，無法品嚐自由的滋味。隨時照顧好自己的眼睛，以保持視力的最佳狀況，是人們通往光明的永恆大道！

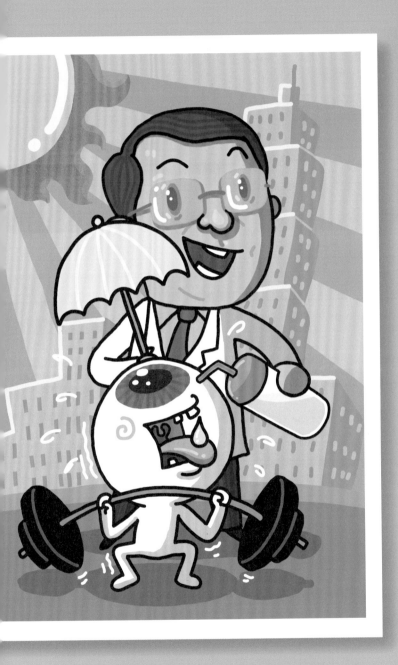

2

眼科常見Q&A

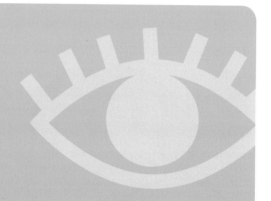

眼科問題千奇百種，本章列出50大一般患者常見的問題，分別
由五位專業的眼科醫師提出解答及改善方法，希望能給讀者在
就醫前後或日常眼睛保健等一些適當的建議及看法。分為五大
部分如下：

PART1 → 眼睛疲勞Q&A
快速前往第25頁

PART2 → 視覺異常Q&A
快速前往第41頁

PART3 → 眼部外觀Q&A
快速前往第54頁

PART4 → 常見疾病Q&A
快速前往第67頁

PART5 → 日常保健Q&A
快速前往第83頁

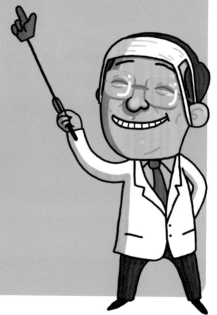

PART 1 →
眼睛疲勞Q&A

（文／麥令琴醫師）

Q：眼睛老是乾乾癢癢的，醫師說我可能是乾眼症患者，可是為什麼會得乾眼症呢？

A：眼睛乾澀、畏光、溢淚、異物感、刺痛、張眼困難、眼睛癢、眼睛不適等，其實都是一種病態的結果，所以稱乾眼症之為「症」，因為我們對這個病的症狀較了解，而致病的原因卻仍然在摸索中。造成這些症狀的原因包羅萬象，包括眼科各種疾病，簡單如配戴隱形眼鏡，嚴重者如視網膜剝離，均可造成乾眼的症狀。例如：視網膜剝離的病患經過手術鞏膜扣壓術治療後，由於結膜部分不平整及結膜杯狀細胞受傷，引發淚膜不平均及黏液層不足，進而引起乾眼症；又或青光眼患者經常點用含防腐劑的青光眼用藥，這些防腐劑對角膜表皮細胞造成毒害後，形成角膜炎及乾眼症狀；又或隱形眼鏡長期配戴造成角膜感知神經疲乏，角膜神經敏感度低下，引起淚腺神經刺激不足的淚水分泌不良等。

　　所以乾眼症的形成原因非常繁多，一般眼科共識大約分為淚水分泌不足型及淚水蒸發過多型。而淚水分泌不足型又可分為原發型之修格蘭氏症（Sjögren Syndrome），次發型之修格蘭氏症，及非修格蘭氏症之淚水分泌減少，淚腺機械性阻塞，藥物影響之淚水分泌減少，神經性之淚水分泌減少。淚水蒸發過多型又細分為內因型之眼瞼發炎造成油脂缺乏，眼瞼結構不完整造成閉合不良，淚膜保護不足。外因性有環境惡劣的蒸發過快，隱形眼鏡與淚膜競爭水分子導致促進蒸發，電腦終端機症候群之眨眼次數過低造成蒸發過多等，林林總總，不勝枚舉。因此奉勸有乾眼症的患者應找專業眼科醫師做乾眼症原因分析，方有治癒的可能。

Q：乾眼症患者可以做屈光手術嗎？

A：乾眼症被認為是進行屈光手術之禁忌症之一，原因是屈光手術如LASIK，手術中會切割角膜，製造角膜瓣。這一個動作將造成角膜前端的神經分布遭到破壞，破壞後之角膜神經需要數個月至數年方可再生，在這段期間缺少神經分布的角膜將無法產生適當刺激回饋給淚腺，得不到神經刺激的淚腺因而減少分泌，造成水分分泌不良之乾眼症的加劇。因此一般屈光手術前，醫師均會為病患測量淚水分泌（Schirmer test），分泌少於5mm臨界值即為乾眼症患者，較不適合做LASIK這一術式，但並非所有的屈光手術都不適合，此時應與醫師討論如何做適當

的調整，達到兩全其美的目的。一般可做以下幾點之調整：

　　首先針對乾眼症做治療，將眼表層各種引起乾眼症之發炎反應減至最輕，淚液層補水充足，油脂層做眼瞼清潔，服用四環黴素，以改變油脂層成分，讓分泌正常化。黏液層方面可使用cyclosporine-A環孢黴素，增加杯狀細胞之存活率。經過一段時間積極治療後，淚液分泌正常化，再進行屈光手術，此時術後引起乾眼症併發症的機率可大幅減少。

　　在手術方式上做更改。若病患乾眼症嚴重，又不願意花長時間點藥治療，則做屈光手術時採用Epi-LASIK之術式，或採用Intralase超薄Sub-bowmen flap的方式進行，也可減少切割到角膜表層神經纖維；又或盡量減少切割神經纖維之量，此種辦法也較適合乾眼病患。所以乾眼症病患並非絕對不可接受屈光手術，而是要多與手術醫師溝通，採用最適當的方式進行。

Q：塞淚管的手術到底安不安全？是否真的有效呢？

A：嚴格來說，淚小管栓塞術以現階段的治療已不算是一種手術，應該算是一種處置，因為從前那種使用電燒把淚小管內皮黏膜燒灼，使其永久性栓塞的方式已經不再使用。目前的淚小管栓塞術都是使用淚管塞，利用不同材質之淚管塞置入淚小管中，減少淚水經由淚小管排出，以達到保存淚水於眼眶中，減少水分流失，進而改善乾眼症。目前使用的淚管塞材質可分可

溶性及不可溶性，可溶性又可細分爲短效性如兩週溶解，及長效性如一個月至三個月溶解。也有一些淚管塞可在人體溫度下改變型態，達到更容易置放及完全栓塞的效果。

　　所以若採用可溶性淚管塞置入，安全性非常高。由於材質於兩、三週便會自行溶解排除於無形，因此使用至今，未見有醫學報導提出產生不可逆之後遺症。而若採用永久性材質之淚管塞，則有醫學報導提及因做成淚管不通，淚小管或淚囊內因細菌囤積而引起淚囊炎，致需動手術作淚囊蓄膿之引流。但一般若早期發現，也可使用抗生素或用生理食鹽水做淚管沖洗術，把栓塞物推掉，問題即可解決，因此淚小管栓塞術爲相當安全的眼科處置。臨床效果方面，則要看病患的乾眼症是什麼原因造成，若爲水分分泌過少型或蒸發排泄過多型，做栓塞均有保水防乾效果，建議病患從短期可溶性淚管塞Collagen Plug做起，較能了解治療效果又不致造成副作用。

> **Q**：什麼叫電腦終端機症候群（**Computer vision syndrome**）？是造成眼睛疲勞的主因嗎？

A：眼睛疲勞在眼科的專有名詞稱之爲「Asthenopia」，病理學診斷編碼爲ICD368.13。主要症狀有視力模糊、複視、眼紅、刺痛、怕光、酸澀、砂粒感、異物感、乾澀、頭痛、眼眶痛、頸背痛、顏色感覺錯亂、視物效率下降等，以上這些症狀也正

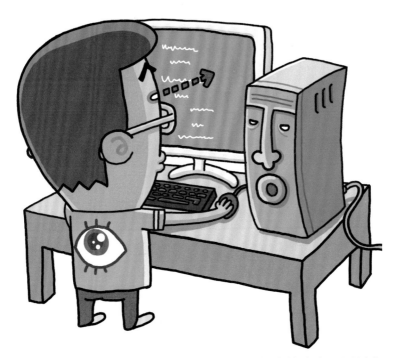

是現代電腦一族的眼睛寫照。美國的國家職業健康安全局早在
10年前即已提出此一問題，點出電腦使用者為眼睛疲勞的高危
險群，原因有三：

　　一、電腦終端機使用者易有長期固定定視一焦距，而且為
近焦距，造成屈調過當、屈調緊張，幫助屈調的肌肉長期處在
過度緊張及收縮狀態下，形成肌肉疲勞，引起眼眶痛、頭痛、
視力模糊、對焦不良、對焦效率下降，甚至引起複視、眼肌平
衡失調等問題。

　　二、長期面對電腦終端機專注工作，會減少大腦的眨眼反

射動作，眨眼次數減少的後果，就是淚膜蒸發速度增加、淚液減少、淚液滲透壓增加，造成乾眼症，進而有眼睛紅、刺痛、怕光、溢淚、痠澀、砂粒異物感、乾澀等症狀。

三、眩光（Glare）及電腦終端機螢幕不當反光，會減少閱讀體的清晰度、對比及易讀性，造成大腦長期閱讀時的認知困難，並引起頭痛及認知率降低。

因此電腦終端機症候群的治療可分為「乾眼症的治療」及「屈調治療」。

乾眼症治療可以利用電腦軟體之定期關機增加休息次數，改善環境避免過乾，調整終端機位置以降低眼瞼張大程度，以達到減少淚水蒸發，點用人工淚液補充水分、淚小管之栓塞減少淚水排出等。

屈調治療即為正確的驗光配鏡，配用電腦終端機前使用的專用眼鏡。若本身有隱性斜視，可進行手術或配眼鏡矯正。盡量減少眩光及不當反射的發生，注意工作環境的光源方向，採用優良低散射的螢幕式終端機，配用抗反射散射的保護膜，減少室內不正確之射入光源等，均可對電腦終端機症候群有良好的改善效果。

Q：經常使用人工淚液好嗎？在什麼情形下使用較好？

A：市售人工淚液林林總總，到底用哪一種比較好？用與不用

之間的取捨為何？相信是許多眼睛感到不適，但又未有明確診斷為乾眼症患者常有的問題。其實淚水肩負的責任非常重大，除了提供眼睛保濕外，還有清洗眼球表面、潤滑眼皮與眼睛間的摩擦，為眼球提供抵抗力、養分、維生素、氧氣等等。好處不勝枚舉，也只有精巧如眼球淚腺的生物性分泌才能產生如此多樣性的成分，並給予各成分適當的調節，因此要說人工淚液可用來取代淚水是絕不可能的。

　　從醫療立場看，點用人工淚液只是在做症狀的治療，缺什麼就盡量補充什麼，因此人工淚液的點用就得先找出乾澀疲勞的乾眼症病患缺少什麼。有些乾眼症病患是缺乏油脂層，水分不斷蒸發流失，此時點用含油性的人工淚液，如REFRESH ENDURA®，可以適當補充油脂層，減少蒸發，保存病患本身分泌的淚水，症狀就會改善。若此時誤認為是水分缺乏而頻繁點用含水性高的人工淚液，不但蒸發的問題不見改善，更把淚腺上正常的淚水沖刷走，取代的是不含維生素、不含生長激素、不含生物蛋白、缺乏抵抗力的人工淚液，造成角膜養分失調，細胞生長不佳等不利因素。甚至更糟糕的是，頻繁點用含防腐劑的人工淚液，不

但不會改善眼球症狀，甚至越點越嚴重刺激眼球，進而引發角膜炎。

因此舉凡眼睛乾澀，要點用人工淚液或隱形眼鏡潤濕劑，均應先請教眼科醫師，請眼科醫師幫忙做乾眼症成因分析，看到底是淚水不足、蒸發太快、淚水成分不正確或是含太多的發炎物質。得到正確診斷之後，再請眼科醫師針對不同狀況加以補充，病症得以緩解的機率比較大。

> **Q：為什麼眼科醫師診斷為乾眼症，但我經常突然流眼淚？這種乾眼症點人工淚液有效嗎？**

A：許多病患除了抱怨眼睛乾澀外，也會抱怨眼睛常常不正常的大量分泌淚水，令情況尷尬不已。這種不該流眼淚時大量分泌，正常淚液又沒有分泌足夠的現象，為乾眼症門診中病患常見的問題。原因主要是淚水分泌失調。淚水調節功能因淚膜長期受損，基礎分泌不足，淚液在淚膜上分布不平均，又或杯狀細胞長期乾澀缺氧，已無力分泌足夠之黏液，讓淚水分布不能持久，角膜易在乾燥地區受損破裂，破裂後受刺激的角膜引起角膜神經回饋中樞神經的刺激增加，讓淚腺反射性的排出淚水，才又會有大量流淚、溢淚之症狀。這種杯狀細胞不足的情形，可用Cyclosporine-A（環孢黴素）眼藥水給予治療。

文獻記載，Cyclosporine-A的使用可以讓結膜上的杯狀細

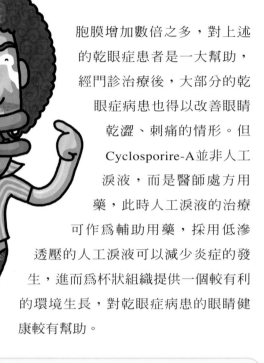

胞膜增加數倍之多，對上述的乾眼症患者是一大幫助，經門診治療後，大部分的乾眼症病患也得以改善眼睛乾澀、刺痛的情形。但Cyclosporire-A並非人工淚液，而是醫師處方用藥，此時人工淚液的治療可作為輔助用藥，採用低滲透壓的人工淚液可以減少炎症的發生，進而為杯狀組織提供一個較有利的環境生長，對乾眼症病患的眼睛健康較有幫助。

Q：眼科醫師告知我是水分不足的乾眼症，我應該如何點用人工淚液？

A：若為單純的淚液水分層缺乏時，應該點用哪些人工淚液較有效果？基本上目前市售的人工淚液都提供水分的補充，但病患若點用等滲壓的生理食鹽水有效嗎？答案是否定的。因為單純點用一滴生理食鹽水，水分會在數秒鐘內經由淚小管排出，與眼睛的接觸時間短暫，實在幫助不大，更會把本身淚液內所含的維生素、抗體、生長激素等必需物質一併帶走，因

此這種做法不被眼科界認同。因此市售的人工淚液會加上黏稠劑，適當的黏稠劑劑量有助人工淚液在眼球內停留的時間，達到保水、保濕的效果。但過多的黏稠劑會造成視線模糊，因為這些黏稠的淚水留在角膜表面會形成不規則的淚膜，影響光學路徑，造成視線模糊。一般市面上販售黏稠度較高的人工淚液，如Celluvisc, Vidisic Gel等製品，點用後會造成10～30分鐘不等的視力不穩定，因此眼科醫師一般都會建議病患睡前或較不需要使用眼力時點用。一般的病患也不建議使用太稠的人工淚液，因為這些加入的成分會在眼瞼邊緣或睫毛上形成一些結晶硬塊，反而對角膜表皮造成摩擦，易造成機械性損傷及異物感。

因此如何選擇黏稠度適當的人工淚液，又含正確成分，對乾眼症有治療保護效果，此時就應找專業的眼科醫師討論，而不是於坊間隨便購買，拿自己的眼睛當成做實驗的白老鼠。

Q：乾眼症病患可以戴隱形眼鏡嗎？日拋型隱形眼鏡有比較好嗎？

A：目前造成乾眼症的原因，國際間各眼科醫學會均已開始主張長期慢性炎症易引起乾眼症的發生。因此長期配戴隱形眼鏡，除可能因角膜破損引起的角膜細菌感染、潰瘍腐爛外，也易引起一些慢性的過敏或異物反應，這些慢性炎症及其引起的炎症環境，對角膜表皮細膜及分泌淚液的副淚腺細胞、結膜上

的杯狀細胞均是不利的。因此眼科界都不贊成患有乾眼症的病人配戴隱形眼鏡，若病患本身有乾眼症，又忽略病症的進展不予處理，繼續配戴隱形眼鏡，此時因乾眼、淚水分泌不足，又未能在角膜及隱形眼鏡間作充分的滋潤，乾澀的眼球與鏡片長期摩擦情形下，很容易造成角膜破損，而破損的眼球對細菌、病毒、亞米巴原蟲等的抵抗力均將大幅降低，一旦碰到病原，可能隨即致病，此時再停戴隱形眼鏡已來不及了。

　　使用日拋型隱形眼鏡是否對乾眼症患者較有利？答案是正面的，因為日拋型鏡片每天更換，較不易沉積發炎的細胞、炎症蛋白物質等，因此長遠來說較不會引起慢性炎症過敏反應、淚水環境較清潔健康，患者的乾眼症較不會惡化；但隱形眼鏡畢竟仍然是異物，材質引起的異物反應及機械性摩擦對眼球的影響仍是不可輕忽，所以建議乾眼症患者不可再嘗試戴隱形眼鏡，以免一再對眼球造成傷害。

Q：看電腦的時間有沒有限制？多久時間對眼睛比較不會有危害？

A：隨著每個人的抵抗力、視力調節功能、屈光度數不同、淚水分泌多少、眨眼次數不同的差異性，每個人看電腦多久會造成眼睛疲勞、多久會造成永久性的視力減退，並沒有一定的標準答案，目前文獻也少有記載。然而看電腦過度造成乾眼症及近視增加卻是醫師於門診經常遭遇到的問題。坊間也有人提出

電腦螢光幕的眩光對閱讀不利，易造成眼睛疲勞的說法。但若說乾眼症是一個廣泛的診斷，那麼眼睛疲勞（eye fatigue）又比乾眼症更廣泛，舉凡眼睛的任何一條肌肉使用過多、眼睛任何一個腺體分泌不良、眼睛任一機械性結構出問題，都可以造成眼睛疲勞的不舒適感。因此看電腦多久該休息這種大哉問，眼科醫師並沒有標準答案，因為答案因人而異，尤其在沒有看到病患前就提供一個數字，更有誤導病患的嫌疑。眼科醫師頂多只能提供一個大方向，例如，出現眼睛疲勞、乾澀等警訊，是身體提醒你該休息了，此時眼睛已經缺乏一些元素，就好比車子引擎缺乏機油，是需要補充的時候了。若是不去聆聽身體的訊息，繼續使用的話，車子引擎會過熱磨損，眼睛也會發炎破損、近視、視力減退。

因此正確的做法是，使用電腦時，若感到眼睛疲勞，應馬上停止工作及休息，並記錄使用電腦時間的長短，下次工作時不應超過這個工作時間，並記得減少15至20分鐘。提早休息，預防才能勝於治療。

Q：眼睛疲勞時，為什麼會有痠澀感？為什麼會流眼油？

A：眼睛疲勞的原因有許多方面，例如近視物時，內聚肌過度緊張引起的疲勞，又有調焦近視時，水晶體的環狀肌肉痙攣造成的疲勞。一般肌肉過度工作後，代謝物積存於肌肉中來不

及清理，就會引起痠痛感，這跟用腳爬樓梯引起的痠痛是一樣的原理。另外一項引起痠澀的原因則是眼睛工作時眨眼次數減少，淚水分布不平均，工作時交感神經興奮，壓抑到交感神經功能，致使淚水分泌功能低下，這兩項均會造成眼睛表面的淚膜過薄，甚至是提早破裂。

淚膜一旦破裂，角膜表皮細胞暴露於空氣中得不到滋養，容易造成點狀角膜破損或壞死，此時潛藏於角膜細胞間的神經纖維受到刺激，就會發出痠、痛、澀、異物感等信息，並通知大腦控制中樞做出補救措施，如眨眼、分泌淚水、休息、肌肉放鬆等，這時淚腺因受到神經迴路刺激，會反射性分泌大量淚液，眼球排淚系統因來不及疏通，就會引起溢淚，淚水由眼角流出來。這些痠澀問題患者應視為警訊，是肌肉提醒我們它已超時工作，要休息了。

若沒適時休息，再繼續使用，破損會加劇，演變成頭痛、嘔吐、乾眼症、角膜刺痛等。所以眼球一旦出現疲勞，請趕快停止工作並適當休息。

Q：什麼是「病態大樓症候群」（Sick Building Syndrome）？也是造成眼睛乾澀的原因之一嗎？

A：病態大樓症候群是指在先進國家大都會的建築大樓，為節省能源及加強建築物的氣密性設計，反而造成換氣不足與室內

汙染的問題。此一症候群最容易發生在新裝潢的建築物，尤其是氣密性良好的密閉空間建築物中，它的主要症狀是眼睛、鼻子、喉嚨等黏膜組織易乾燥過敏、頭痛、頭昏、疲倦、咳嗽及氣喘等，因此若在進入辦公室、大賣場、密閉的公共場所，如電影院、餐廳時會感覺眼睛不適、乾澀、癢、流眼淚，甚至是刺痛時，處理方式為盡快離開該棟建築物，並點用人工淚液沖洗過敏源或刺激物，加速這些讓黏膜組織發炎物質的排出。

　　特別是新裝潢的住家或大賣場，因室內裝潢時的黏著劑會散發甲醛苯、甲苯等有機溶劑，家用電器的雷射印表機及影印機會排出二甲苯、乙苯，電腦電視的耐燃劑會散發二苯醇，另芳香劑、精油等都會溶解於淚膜表面造成眼表層細胞的刺激，若淚水排洩不足，未能盡快將刺激過敏源排掉，則眼睛將會受傷。因此辦公室一族得對這個症狀有所了解，才能保障眼睛的健康。

Q：長時間看電腦之後，望遠凝視與閉目養神，哪一種的保養效果較好？

A：長時間看電腦後眼睛容易出現痠痛、腫脹、發燙等不適，是因為眼睛內的肌肉過度屈調、過度使用所致。從生物演化角度看人類眼睛的屈調狀態，看遠時最不緊張，看近時則需要做屈調，此道理即眼內肌肉擠壓造成水晶體曲張以方便看近物；停止看近物時，眼肌放鬆，眼球的屈度得以回到看遠的狀態。

　　但是有些人若怎麼放鬆都無法回到遠方物體的清晰狀況，焦點仍然落在較近物時，便為近視。因為每一個人的眼軸屈調狀況不一、度數不一，所以每一個人最輕鬆視物的焦點不一，眼球得到休息的狀態也就不一樣。電腦工作算是近距離工作，眼肌肉除了在電腦螢幕上做橫向式的掃描閱讀工作，就是做屈調把視焦保持在電腦螢幕的近距離對焦功能上，此時若該患者的視調為近視約300度左右，則不用多做屈調，眼睛就可輕鬆對

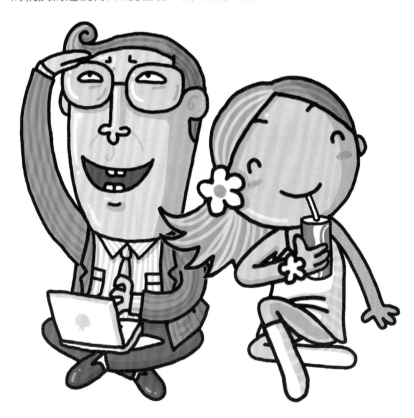

焦近距工作，若有眼疲勞現象，只需閉目養神即可，望遠反而模糊不適。但假設另一病患的眼睛為平光、無度數，這時看遠最輕鬆，看電腦時則需做300度的屈度調節，此病患由於看近物肌肉需要緊縮，因此較近視病患容易疲勞，此病患休息時以凝視遠方為最佳方式。

　　因此看電腦後的休息、解除疲勞方式，因個人的屈調度數不一而有差別，沒有統一的方式，一般以患者自行試驗之結果為準。

PART 2 →
視覺異常Q&A

（文／張鼎業醫師）

> **Q：什麼是斜視與弱視？弱視與近視有何不同？**

A：斜視是兩眼視軸不平行，往內側偏斜爲內斜視，一般俗稱「鬥雞眼」；往外側偏斜爲外斜視，或是俗稱「脫窗」。許多嬰幼兒看起來好像有鬥雞眼，其實是小時候鼻梁兩側眼皮比較寬，遮住內側的白眼球，是假鬥雞。長大之後，鼻梁挺了，看起來就正常了。

視力是出生後才漸漸發育的，因此新生兒的眼睛似乎構造完好，但這時大腦視覺區的發育還不成熟。任何因素阻礙了大腦視覺區的發育而導致視力不良，就是弱視。

弱視的原因可分四大類：

一、屈光不正：遠視高於400度，散光高於200度，或是近視高於600度。導致視網膜呈像模糊，難以刺激視覺發育。

二、雙眼不等視：例如一眼遠視100度，一眼遠視400度，

400度這隻眼就比較不易發育。

　　三、**斜視**：雖然斜視的眼睛視網膜上會有清晰的呈像，但是兩眼所見影像不同，這是因為大腦會抑制斜視這眼接收的影像，而無法發育。

　　四、**視覺剝奪**：例如先天性白內障、眼瞼下垂，造成視線阻礙，視力自然無法正常發育而造成弱視。

　　視力發育在生理學上的特殊機制，有它的關鍵期和可塑期存在。年紀越小，越容易發育。一旦超過10歲，錯過治療的黃金時期，視覺系統已經沒有可塑性，要再治療就來不及了。因此早期發現，早期治療，是治療弱視的不二法門。

　　並不是視力不好就叫弱視，近視眼的眼球不戴眼鏡時雖然視力不良，但是戴了眼鏡之後就可以跟正常人看得一樣清楚。弱視的眼睛就算戴對眼鏡，也依然無法達到年齡應有的視力。

　　弱視的檢查，在小學或幼稚園的兒童並不困難。但小於三歲的嬰幼兒，主觀的視力測量有其困難，

弱視的檢查就需要專業醫師使用特殊的儀器來篩檢可能造成弱視的原因。所以期望新一代的父母不要有「小孩子還太小，等長大一點再來檢查眼睛」的觀念，應儘早發現小孩子弱視的問題，才能得到最好的療效。

Q：據說年紀大了，近視度數會慢慢減退，是真的嗎？

A：近視是指眼睛看遠方物體時，物體的影像呈像在視網膜之前，亦即近物可見，遠方的物體就看不清楚。造成近視的原因主要是眼（球）軸過長、水晶體或是角膜曲度過大所致。

　　眼球隨著年紀的增加，對近視的影響主要有兩個因素：一個來自於眼球本身的萎縮，使得眼軸有小幅度縮短情況。高度近視之所以又稱為「軸性近視」，主要就肇因於眼軸不正常拉長。眼球長度多0.1公分，近視大約會增加300度，而眼球萎縮造成的眼軸縮短，則有可能使得近視減少。

　　老年人另一個會影響近視的問題是白內障。白內障是眼內水晶體隨著年齡增加，水晶體內可溶性蛋白質逐漸變成不可溶性蛋白質所造成的混濁。水晶體混濁不但會阻擋光線進入眼球，而且會使得水晶體變「胖」，導致水晶體曲度增加，進而增加近視的度數。所以老年人在白內障初期，因為近視增加的關係，可能會有一段時間不需要戴老花眼鏡就看得到近物，這就是所謂的「二次視力」。在眼球萎縮和白內障交互影響下，

老年人的近視度數可能會有變化，但不一定是減少，也可能會增加。

> **Q：老了一定會有老花眼嗎？出現老花眼大約在幾歲？出現老花眼的護眼動作？**

A：眼球之所以看遠近不同距離的物體都會清楚，是靠著睫狀肌控制改變水晶體的曲度。但是三十五歲之後，水晶體會隨著年齡增加而有逐漸硬化的情形，以致於看近距離物體時，會出現眼睛疲勞，甚至看不清楚的狀況，這就是所謂的老花眼。由於它是眼睛水晶體老化的過程，無論眼球之前已有近視、遠視或散光，都會產生這樣的問題。當然在四十歲以前，因為老花的度數不重，所以症狀並不明顯。四十歲之後，水晶體慢慢有了一定程度的硬化，感覺上老花的症狀好像一下子就出現了。

由於老花眼是水晶體退化，並沒有有效的預防方法，除了儘量減少近距離用眼的時間之外，隨著老花度數

的變化，配戴合適的矯正眼鏡也是必要的。老花眼鏡可以幫助
眼球看近物看得清楚，同時也可避免睫狀肌因過度調節所引發
的眼疲勞症狀。

　　一般流傳的說法，說戴了老花眼鏡之後度數會越戴越深，
其實是不對的。老花的度數不管有沒有戴老花眼鏡，本來就會
逐漸增加，所以有需要的時候，還是儘量配戴合適的矯正眼鏡
才是上上之策。

> **Q：聽說有些顏色的太陽眼鏡反而會對眼睛造成傷害，是真的嗎？請問選擇什麼顏色的太陽眼鏡對眼睛最好？**

A：隨著臭氧層變薄，夏日日曬強烈，如何預防紫外線對眼睛
造成傷害，是保護眼睛的一大課題。

　　紫外線依照波長可區分為三個波段：UV-A（波長320～400
毫米），UV-B（波長320～280毫米），UV-C（波長280毫米
以下）。對眼睛的影響：UV-A會進入眼球的視網膜，易造成
網膜病變；UV-B可達到水晶體，是造成白內障的原因之一；
UV-C因為被臭氧層過濾掉，自然界並不存在。一般而言，紫外
線對眼球的傷害是慢慢長時間累積來的，因此從事一些特殊職
業者，例如農夫、電焊工人、海灘或泳池救生員、高山救難人
員、經常需要長時間進行戶外活動者，都應該儘可能做好眼部
的防曬措施。

　　至於如何選擇一副合適的太陽眼鏡？鏡片選擇上，應選擇能將紫外線波長400毫米以下全部濾掉，並且能過濾60％的可見光，以避免畏光和炫光。鏡片顏色以茶褐色、墨綠色或灰色為佳。藍色鏡片因為會使可見光的藍光穿透至眼睛，而藍光與視網膜病變關係密切，所以儘量少戴這類顏色的鏡片。其次是，透過鏡片所看到的影像不扭曲；鏡架的選擇要質輕、牢靠、耐撞擊。

　　劣質的太陽眼鏡若不能有效阻隔紫外線，只是降低透光度來減少眼睛對光的不適，反而會使瞳孔放大，加劇紫外線的傷害。所以選購太陽眼鏡，無論目的或用途為何，濾除紫外線的功效仍是首要的考量（可參見第178頁）。

Q：如果又有老花眼，又有近視，該如何配眼鏡呢？

A：老花眼是眼球水晶體硬化，導致看近不清楚；近視是眼球曲度和眼軸長度不配合，導致看遠不清楚。

　　近視和老花是會並存的，所以年過四十歲之後，原本看遠

需要戴眼鏡的人，以前戴著近視眼鏡可以看遠也可以看近，會慢慢發現戴著近視眼鏡看近物時越來越不清楚，要把物體拿遠才看得到，甚至要把近視眼鏡拿掉才有辦法看見。

這個時候，就要看近視度數和老花度數的狀況來做適當的處理。

如果近視度數在300度以下，可以拿下近視眼鏡直接看近；如果近視度數在300度以上，一開始老花的度數不深的情形下，可以考慮減少些微現有近視眼鏡的度數，使看近看遠都夠用。老花度數有一定程度的眼睛，上述折衷方式會使得看遠看近都不清楚，所以同時擁有近視眼鏡來看遠，老花眼鏡來看近是必要的。只是兩副眼鏡看遠看近換來換去，對需要在短時間內要同時看遠又看近，譬如說開會，又要看遠方投影片，又要對照手上資料或做筆記的人來說，實在是一大考驗。所以雙光或多焦點眼鏡，把近視和老花度數放在同一個鏡片上，免去眼鏡拔來拔去的麻煩，便可以考慮。只是大多數人較習慣一副眼鏡只有一個度數，所以花一些時間去適應是必要的。

Q：什麼叫做假性近視？真的近視又是怎麼回事？

A：假性近視是指眼球因為某些狀況，譬如說長時間近距離用眼、服用某些藥物、或是血糖太高，造成睫狀肌緊張或水晶體密度改變，使得眼球屈折力過強，所引發的暫時性近視。假性

近視的診斷可以透過給予睫狀肌鬆弛劑後，比較點藥前後眼球的屈光度變化來作判斷。

除了上述方法之外，假性近視有一些特點，也可作為判斷真假近視的輔助工具：假性近視的度數較輕，很少超過150度，多發生於年輕族群，兩眼度數差距不大，視力在看近距離物體一段時間後會有明顯變動，眼科的眼底檢查沒有近視的眼底變化。大部分的假性近視是短暫的、可恢復的。

真性近視就是一般人常說的近視，指的是來自遠方的平行光線，雖然經過角膜和水晶體的屈折之後，仍無法精確呈現在視網膜上，而是呈像在視網膜之前。

真性近視一般可分成兩類：一是屈光性近視，一是軸性近視。屈光性近視的眼球長度是正常的，是因為角膜或水晶體屈折度異常所致。軸性近視是眼球長度異常增加所致，眼球長度每增加0.1公分，近視度數大概會增加300度。真性近視的矯正只能使用近視眼鏡，而且高度近視可能會引發眼球其他的併發症，所以從小的視力保健非常重要。

Q：在光線不足的環境下看電視或電腦，會對眼睛造成怎樣的影響？

A：充足且適當的光線，是良好閱讀習慣的要件。閱讀時，光線來源應該置於後方。如果是在書桌上閱讀，前方放置的最好是有燈罩的光源，光源的高度應調整在眼睛水平之下，以避免

光線直接射入眼睛。光線要明亮，但是儘量柔和、不刺眼。

使用電腦時，周遭環境的亮度不應超過螢幕的亮度，光線的來源應來自於側邊，不要直接照射在螢幕上，造成螢幕反光，當然也不能直接照射眼睛。

看電視時，切記不要把室內光線全部關掉，除了螢幕和周圍環境光度對比過於強烈，容易造成眼睛疲勞之外，對某些容易罹患急性青光眼的人來說，因為這時瞳孔處於中度放大的狀況，有可能會導致急性青光眼發作。

現代人用眼的時間普遍過久，用眼時如果有柔和的光線相伴，再加上良好的閱讀姿勢與距離及適當的休息，也可以輕輕鬆鬆做好護眼工作。

Q：很多小朋友自小就是高度近視，有方法可以改善嗎？還是注定一輩子如此呢？

A：高度近視指的是600度以上的近視，主要原因是眼軸長度增加，所以又稱「軸性近視」。眼球長度每增加0.37mm，近視度數大概就會多100度。因為眼軸長度異常增加，進而改變眼球構造，導致眼球血管神經系統出現變化，而有眼球多重退化的情形，所以又叫「病理性近視」。

高度近視對眼球造成的影響很廣，除了是青光眼的危險因子之外，水晶體提早混濁（即白內障）也是常見的併發症。另外視網膜裂孔、視網膜剝離、視網膜變性、黃斑部退化或反覆

性出血、玻璃體液化或混濁（即飛蚊症），在高度近視的眼球發生機率都比較高。

　　高度近視雖然沒有明顯外眼部的問題，但是高度近視的患者配戴一般鏡架眼鏡，因為度數深，會有影像失真的狀況（即像差），容易有頭暈、疲勞，甚至無法適應的情形，所以高度近視的患者通常也是隱形眼鏡的愛用者，而且往往戴隱形眼鏡的時間過長。但隱形眼鏡戴久了，又會產生外眼部問題，例如角膜缺氧、過敏性結膜炎、乾眼症等。

　　高度近視的眼球變長了，就不會再縮回來，唯一能做的，就是平時儘量做好眼球的防護措施，避免因外力或紫外線造成更進一步的傷害，並遵循眼科醫師的指示，定期做檢查，如果有問題，可以在問題還沒擴大之前就獲得治療。

　　高度近視並不是在短時間之內造成的，通常是有跡可循：近視發生較早，而且增加速度快。若能及早發現，及早控制，遵照醫師指示確實做好視力保健，並配合藥物治療，應可有效減少高度近視發生的機率。

Q：有些人明明近視，卻因為愛美不願戴眼鏡。長期霧裡看花會加劇視力不良嗎？

A： 近視到了一定程度，大概是150度以上，視力也會跟著下降到0.5以下，這時候看遠的視力就會有不夠用的情況。如果這時候沒有一副正確的眼鏡來輔助看清楚遠方的物體，看近距離物體雖然沒有太大影響，但是看遠方目標自然會有霧裡看花的感覺。但是因為某些原因，例如愛美、覺得視力過得去就好，或是對眼鏡產生誤解，認為戴了眼鏡以後就拔不掉，甚至以為戴了眼鏡之後度數加深的速度會更快，所以就遲遲不肯戴上眼鏡。這樣，不但會對日常生活造成影響，對工作、學習也會產生不良的效應。

　眼睛在看不清楚的狀況下，會有不自主瞇眼或調節的動作，一旦養成習慣，就算後來戴了眼鏡，看清楚了，瞇眼的壞習慣也不一定矯正得過來。不戴眼鏡，不但不會對近視度數有任何幫助，反而因為看不清楚、瞇眼，造成睫狀肌過度調節，使得近視度數加深的速度更快。

　　所以近視度數已經到了需要驗配眼鏡的階段，一副由眼科醫師或專業驗光師給予正確處方的眼鏡是必要的。

> **Q：感覺上，老人總是喜歡坐在昏暗的光線當中，這是刻板印象，還是老人對光線較為敏感？**

A：銀髮族最常碰到的眼疾就是白內障，老年性白內障是指水晶體因為年齡增加逐漸混濁，使得光線無法正常進入視網膜，導致視力模糊或是光線散射的狀況，尤其是後囊型的白內障在特別明亮的環境，例如大太陽下，由於瞳孔縮小的關係，會更模糊、更刺眼。

　　另外，還有一些眼睛的慢性疾病，例如慢性結膜炎，因為眼睛長期發炎的關係，對光線的刺激會特別敏感。乾眼症也是一個因素，因為淚液層不穩定，也會使得眼睛在光線下更容易模糊或刺眼。

　　所以有些老人家比較喜歡待在昏暗的環境，不喜歡在大太陽下出門。解決之道，還是請眼科醫師詳細檢查，發現可能的問題，進而處理隱藏在怕光背後的原因，如果是白內障，可以手術處理。慢性結膜炎可以點藥的方式減少發炎的程度及症狀。如果是乾眼症，必須探究引起乾眼的原因，是哪一層淚液層出現問題，是淚油層、淚水層或是黏液層缺乏，各有不同的治療方式。

　　在問題沒有獲得完全解決之前，可以在外出陽光強時先配戴太陽眼鏡，以減緩眼睛的不適感。

PART 3 →
眼部外觀Q&A

（文／林玉凰醫師）

Q：眼部周圍的脂肪球怎麼消除？

A：通常來說，眼皮下的小顆粒如果是凸凸的小肉球，這叫做「汗管瘤」，是天生體質造成的，並非所使用的眼霜太滋潤所致。一般來說，會開始於青春期過後或是更晚開始慢慢生成，摸起來較硬而扎實，通常長於皮膚底下，可以使用二氧化碳雷射做治療，但由於汗管瘤長在皮膚較深處，打太深容易留下疤痕，而且由於是種遺傳性體質，清除過後通常還是會再長回來。

還有一些是由化妝品所引起的小肉球，這是因為搽了太油的保養品，干擾了肌膚的新陳代謝，導致肌膚的皮紋看起來比較放大，一顆顆的，很像小小的疙瘩。治療方法是停用過油的保養品，一段時間後便會自行改善。

比較可怕的是病毒感染長出來的「扁平疣」，通常看起來是膚色或咖啡色、亮亮的，摸起來有一點粗糙感，由於接睫毛

的風氣大盛，許多愛美的女性為了那一排捲翹的人工睫毛，就胡裡胡塗的讓病毒染上眼皮四周。治療方法是要加強病患的免疫系統，讓健全的免疫系統來克服這類型病毒；也可以使用液態氮或搽免疫誘發劑來進行治療。建議愛美的民眾，接睫毛前要先仔細瞧清楚，別讓病毒入侵了！

Q：漂亮的眼妝會是眼睛的健康殺手？

A：眼睛是最會放電的美麗基因，因此女性化妝時特別喜歡強調眼部的明亮動人，塗眼影、裝飾閃亮亮的亮片、描眼線、刷睫毛膏、戴假睫毛，但是化妝品若不小心掉進眼睛，顆粒可能掉落到結膜囊內或角膜上面，因為是一種異物，而且有雜質或細菌存在，很可能感染結膜炎、角膜炎，或因異物引起角膜上皮缺損，而造成眼睛疼痛、怕光、異物燒灼感、流淚等症狀。

也有些人容易對某些化妝品成分過敏，在挑選眼部化妝品時尤其要謹慎小心，千萬不要貪小便宜，買到成分不明的化妝品，平日更要注意貯存方式及保存期限，否則容易造成過

敏，導致眼皮水腫、眼皮癢、結膜充血等現象。另外，眼皮破損或感染發炎時，請不要再上化妝品，也要養成不與人共用化妝品的習慣。

　　化妝品若不小心掉入眼睛，首先須先判斷是屬於顆粒狀或是水溶液等液狀性質。若是顆粒狀異物進入眼睛，第一步先閉眼，讓化妝品顆粒隨著眼淚流出，若仍無法讓化妝品顆粒溢流而出，則可以點眼藥水沖洗，否則就需要立即至眼科求診。若是水溶液性質的化妝品，必須立即用冷水沖洗眼睛。沖洗時須注意將上、下眼皮撐開，沖洗時邊洗邊轉動眼睛，沖洗時間大約要15～30分鐘，之後立即送醫就診。

Q：燙睫毛會不會傷害眼睛？

A：燙髮對頭髮損傷很大，燙睫毛自然也不例外，因為睫毛和人體其他毛髮一樣，皆為蛋白質所構成。燙過的睫毛之所以能達到上翹定型的目的，原因就在於化學試劑或物理方法使毛髮的蛋白質變了性。長期捲燙，睫毛不僅會變得乾枯，還很容易脫落。若是在燙睫毛的操作中稍有不慎，還有可能將刺激性較強的藥水滴到眼球裡，如果處理不當，極易引起眼睛過敏、紅腫、灼傷等，嚴重還可能導致結膜炎等。

　　燙睫毛時更要慎選藥劑，因為劣質的藥劑會影響睫毛生長，造成毛囊發炎，愛美恐怕得不償失！另外，燙睫毛器的溫度通常是高溫，若使用不當會傷到眼皮、甚至眼球，因此燙睫

毛一定要選擇技術、設備較好的機構，並且最多半年燙一次即可。

Q：該怎麼擺脫黑眼圈的困擾？

A：黑眼圈深深困擾著許多人，在尋求改善之道前，要先釐清黑眼圈造成的因素，然後從根本對症下藥去改善，才能有效擊退惱人的黑眼圈。造成黑眼圈的因素大致上可以分為四種型態：

一、血管型黑眼圈

因眼皮的靜脈回流不好，缺氧的靜脈血便停滯在血管中，加上眼皮原本就是人體皮膚最薄的部位，血液鬱積導致在外觀上會呈現靜脈血的紫藍色調，這與壓力、睡眠不足、眼部肌肉使力不當、過敏性鼻炎有關。

＊美的對策＊

預防血管性靜脈循環不良所引起的黑眼圈，最好的方法就是維持充分的睡眠、多多呼吸新鮮空氣，增加體內氧氣攝入；局部的眼圈按摩對促進靜脈循環回流也很有幫助。

醫學美容上常使用雷射治療黑眼圈，針對不同的成因來選擇雷射機種，例如：靜脈血管瘀積所造成的黑眼圈，即可選擇血管雷射、脈衝光或是磁波美顏光來做治療。利用被血色素吸收的雷射能量讓增生的小血管收縮，改善血液瘀積現象，使黑眼圈消失。靜脈血管瘀積所形成的黑眼圈，則可使用電燒燒灼

瘀積的血管。

二、色素型黑眼圈

因為眼部周圍的黑色素沉積於表皮下層及真皮上層的位置而造成黑眼圈，與遺傳及種族因素有關，此染色體的顯性遺傳可能在稚齡時期就會出現眼圈泛黑的現象。在病理分析時，也發現黑色素顆粒在基底層及上真皮層都有明顯的增加。

此外，異位性皮膚炎、使用不適合的眼部保養品、或沒有將眼部彩妝卸除乾淨，也都是造成色素型黑眼圈的原因。

＊美的對策＊

如果是黑色素沉澱和過敏體質所導致的黑眼圈，可配合一些眼部保養品，如具有美白效果的維他命A、C、麴酸、熊果素等等，建議當成預防黑眼圈形成的保養品來使用。另外，維他命K則可維持皮下血管完整，以防止及減少血管破裂產生的

紫斑現象。不過眼睛皮膚較薄，使用各類美白產品必須降低濃度，使用上要格外小心！

　　倘若要加強效果，也可考慮使用左旋C超音波或離子導入方式，促進細胞膜的通透性，加速表皮的吸收。

　　若屬於後天性色素沉澱的黑眼圈，在經過一段正確的治療之後，可以明顯看到黑眼圈淡化。若是屬於家族遺傳性黑眼圈者，在治療處理上會較為棘手，實際獲得的改善也十分有限，仍需要化妝修飾的幫助。

　　醫學美容方面，針對表面性的色素沉著，適合利用除斑雷射治療。常見的有鈥雅鉻雷射、QX淨膚雷射，利用其波長可被皮膚淺層的黑色素所吸收，進而產生熱能，以破壞黑色素。由於眼周皮膚較為敏感，在雷射治療之前會先在患部塗上局部麻醉藥膏，並且利用冰敷來減輕雷射過程之不適。治療一次約可改善五～七成。由於任何治療都有其個別差異性存在，仍有約三成的病患效果不彰。

　　此外，磁波脈衝光對於改善黑色素沉澱、血管循環和除皺都有其治療功效，也可適用於這類型黑眼圈的改善。

三、陰影型黑眼圈

　　因為眼部肌肉或骨架等結構性因素，造成視覺上的陰影而形成的黑眼圈。例如：眼皮皺紋或眼袋突起，當光線投射時會在突起物的背凹處呈現陰影，或下眼肌肉收縮力過強，肌肉組織過於活潑，造成眼部陰影的效應。而眼部周圍骨架的結構較為凹陷，眼窩較深者，看起來眼眶較黑；眉骨較為凸出時，上

眼皮的陰影容易投射在下眼皮上，造成視覺上的黑眼圈。

＊美的對策＊

　　如果是眼袋突起形成的陰影型黑眼圈，可採用眼袋手術來治療浮腫眼袋；若是眼部周圍皺紋因光線角度的關係，令眼睛看起來像似黑眼圈般的黯淡無光，此時適度的施打肉毒桿菌素除皺，可消除此種黑眼圈的假象。

四、淚溝型黑眼圈

　　淚溝型黑眼圈是因為皮下組織變薄所致。隨著年紀的增長，眼頭部位的皮下組織會流失膠原蛋白逐漸變薄，而眼頭下方的皮下血管就變得明顯，而產生黑眼圈。

＊美的對策＊

　　淚溝型黑眼圈可以運用玻尿酸的注射，達到填補修復過薄皮膚和凹處陰影的效果。玻尿酸注射治療黑眼圈約可維持8個月，儘管時效不長，但是安全、不動刀，沒有恢復期，是目前很風行的微整形手術。

Q：想變身電眼甜姐兒，雙眼皮手術和近視雷射手術該先做哪一個？

A：建議可以先執行雙眼皮手術，再進行近視雷射手術。

　　因為就傷口復元的原理而言，施行近視雷射術後的角膜瓣是十分嬌嫩的，執行雙眼皮手術時，可能會動到眼皮內側而影響到角膜的傷口，造成眼角膜瓣受傷；反之，先施予雙眼皮手

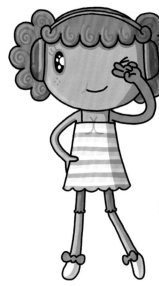

術時，因傷口都只介於眼皮內，後執行近視雷射手術時則較無此項困擾。

若是已先完成近視雷射手術的病人，要特別小心角膜瓣的安全，至少須間隔一個月再執行雙眼皮手術，並且手術時須戴角膜保護蓋，才能確保角膜的安全。

Q：眼睫毛易脫落怎麼辦？

A：身體上的毛髮，以眼睫毛的生長速度最慢，一根睫毛脫落後，大致需要兩個月時間才能重新生長出來。睫毛脫落最主要的原因是因為眼周乾燥，經常使用睫毛膏也是令睫毛變得乾燥脫落的一個原因，所以睫毛膏的選擇非常重要。選擇睫毛膏時最好選用添加滋養成分的睫毛膏，同時要注意製造廠商標示是否清楚，千萬不要使用來路不明的睫毛膏。由於睫毛膏容易乾掉，使用時應以旋轉式拉出刷頭，防止空氣進入造成產品變質，使用完也要立刻鎖緊蓋子。睫毛膏容易沾染髒東西，若發現變質即應立刻停止使用，當然也要特別留意保存期限。

卸睫毛膏是最容易扯斷睫毛的動作之一，到底怎麼卸才能把睫毛膏卸乾淨，又不傷害天生柔弱的睫毛呢？

　　首先必須選擇專為卸除眼唇彩妝而設計的卸妝品，然後以化妝棉沾取適量卸妝品，輕輕按壓在睫毛上約10～30秒，再順著睫毛的生長方向由上往下輕輕拭去睫毛膏，接著取另一片新的化妝棉重複同樣的步驟，直到化妝棉上完全看不到睫毛膏的顏色才算卸乾淨。切記睫毛是非常嬌弱的，因此卸除的動作一定要很溫柔。

　　避免揉眼睛也是防止睫毛脫落的方法，現代人因為長時間看電腦螢幕、長時間配戴隱形眼鏡、經常接觸漫天的髒空氣等因素，往往造成眼睛過度疲勞或受到刺激，手也就不自覺地搓揉眼睛，脆弱的睫毛就因為搓揉的動作悄悄掉落了。因此要懂得克制揉眼睛的衝動，這樣也可以避免皺紋爬上眼周喔！

　　建議選用一些滋養、修護睫毛的保養產品，例如：維他命B5可以強化睫毛，防止睫毛斷裂；或者平時可多吃一些高蛋白含量的食物，也有助於睫毛的生長與保養，盡量避免食用油炸類、辣椒或是刺激性的食物，並睡眠充足、做好眼部清潔工作，如此一來，可預防脂漏性眼瞼炎，讓睫毛更健康。

Q：眼袋是怎麼形成的？每個人都適合割眼袋嗎？

A：一般眼袋的成因可分為以下幾種：

老年型的眼袋

　　隨著歲月流逝而逐漸形成，又稱為脂肪性眼袋，這是因

為眼眶脂肪組織增生，而眼眶內維持脂肪於適當位置的隔膜因時間老化而鬆弛，導致脂肪向外膨脹凸出而形成眼袋。脂肪肥厚的程度會影響眼袋的大小，塗抹眼部保養品並沒有太大的成效，可直接考慮做眼袋手術。

年輕型的眼袋

多半是遺傳造成的，主要是眼輪匝肌肥厚或是天生脂肪囤積較多造成的。眼輪匝肌是圍繞在眼睛周圍的肌肉，負責眼周的張力與閉合，這種肌肉型眼袋天生下眼眶肌肉凸出，看起來有笑意，也就是面相學中所謂深具桃花緣的「臥蠶」位置。基本上這類型眼袋滿討喜，很多患者還會選擇注射玻尿酸來營造出臥蠶呢！若是真的不愛臥蠶，則可以選擇肉毒桿菌素來放鬆肌肉，改善臥蠶現象。

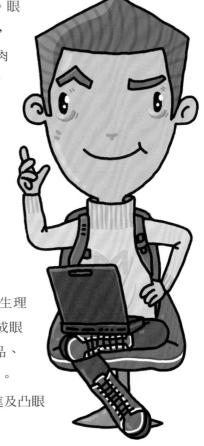

短暫型的眼袋

屬於浮腫眼袋，一般是由於生理期、懷孕、熬夜、鼻塞等原因造成眼部水腫現象，使用收斂眼部保養品、睡前不喝水或吃太鹹可以獲得改善。

若是患有心臟病、甲狀腺亢進及凸眼

等疾病者，除了持續治療外，也應等症狀減輕消除後，再接受手術較為適當。此外，已多次執行臉部整形手術者，也較不建議再開刀治療眼袋，主要原因是接受多次手術者容易使肌肉纖維化，令肌肉變硬定型，眼袋手術前應仔細與醫師溝通，才能達到最理想的狀況。

Q：割雙眼皮會影響視力嗎？一段時間之後會有後遺症嗎？

A：雙眼皮手術主要是在眼皮上進行的，跟眼球或視力無關。如果曾經有任何眼睛方面的疾病或接受過眼科手術，在與醫師諮詢時應該主動告知，讓醫生專業判斷是否適合接受手術。另外，雙眼皮手術後會有短暫的腫脹，有時會刺激眼結膜，產生眼睛疲勞或視力模糊等暫時現象，但是隨著恢復期，傷口慢慢消腫，這些情況都會慢慢消失。

年過四十歲之後，有些人會出現眼皮下垂、眼睛睜不開，有些甚至因此影響視力，反倒是藉由雙眼皮手術改善了下垂現象，所以雙眼皮手術是很安全的，並不會有影響視力之虞。

Q：有時候眼皮會突然自動跳個不停，有些人則會眼睛眨個不停，這是為什麼呢？

A：眼睛眨個不停可能是一種眼皮異常放電的疾病，稱為「眼

皮痙攣」，泛指一些不正常的眨眼動作或是眼皮抽搐、振動。發生原因可能是扮演控制眼皮肌肉運動協調的神經在傳導過程中發生問題，釋出許多傳遞物質造成混亂，所以眼睛就會不自主的不斷眨動。眼皮痙攣一般好發於五、六十歲的中老年人身上，而且女性患者比男性高。在疾病發生的早期，眨眼症狀通常會由一些特定的刺激因子所引起，像是疲勞、亮光、看電視、開車及情緒緊張等，當疾病繼續進展下去，眨眼的次數就會越來越頻繁，若是眼皮痙攣的問題沒有加以控制，眨眼的次數及強度增加，最後患者還可能會產生短暫性的功能性失明，一次可能會持續好幾個小時。

　　眼皮痙攣的治療可以運用肉毒桿菌素的注射，將肉毒桿菌素利用極細的針頭注射入眼皮四周，阻斷過度放電的神經傳導，前14天效果會很好，而且效力也會持續約3〜4個月，若平均每3〜4個月注射一次，約有90%的患者症狀會減輕，至於副作用像眼皮下垂、視力模糊、複視等，都會在持續治療一段時間後自動慢慢消失。

　　大多數的眼皮跳只是一種暫時性的血液供應不足，使得神經傳導不平衡而導致眼部肌肉收縮，在緊張時或是用眼過度時都有可能發生，此時只要讓眼睛休息一下，通常跳幾分鐘就會停止，這跟眼皮痙攣不同。不過若是眼皮已經不僅止於跳動，而是一整天不自主的不停眨動時就必須注意了，尤其是兩眼一起發生眨眼的動作時，建議最好是找醫師做徹底的檢查。

Q：有些人喝了酒之後，眼睛會紅紅的，為什麼會這樣呢？

A：眼睛結構裡頭本來就包含血管，若是遇上眼睛過度疲勞、睡眠不足或酒精刺激細胞過度充血或感染，血管就會破裂，造成出血現象，眼睛就會紅紅的。這時可以使用人工淚液減少乾澀或以冷毛巾敷眼部促進血管收縮，可以改善紅眼現象。

酒精會抑制大腦的抑制中樞，負負得正以後，就變成放鬆肌肉的效果；人體的血管壁有平滑肌，也算是肌肉的一種，負責掌管血管的收縮，所以酒精會造成血管擴張的效果。眼睛結膜部分，也就是眼白因含有很多微細血管，平常都是呈現收縮狀態，所以並不明顯，但是喝酒後就會擴張充血，眼睛看起來就會紅紅的。

PART4 →
常見疾病Q&A

（文／劉淳熙醫師）

Q：為什麼有時候眼睛血絲超明顯？如何改善血絲的問題？

A：眼睛布滿血絲眼屎又非常明顯，可能就是患了俗稱的「紅眼症」，在眼科是最常見的問題。過去在環境衛生較落後的時代，紅眼症通常是因為病毒傳染造成的流行性結膜炎，感染途徑為接觸傳染，例如：游泳池的汙水、公共用品（如毛巾、電腦鍵盤等）。

　　流行性結膜炎通常會出現一些典型症狀，包括大量分泌物，患者生活周遭的親朋好友同時感染的機率很大，門診時常常是全家大小一起就診。值得慶幸是，流行性結膜炎造成嚴重併發症的機會並不大，經過一至兩個星期的治療通常就能獲得痊癒。

　　不過不是眼睛紅就是流行性結膜炎造成，因為造成眼睛充血的原因很多，如青光眼、角膜炎、鞏膜炎或其他眼睛炎症

也會出現紅眼現象，因此建議如果還伴隨眼痛、視力減損的情形，務必請眼科醫師檢查，才能對症下藥，以免延誤病情。

一般門診常遇到病患抱怨血絲明顯、充血、發紅或覺得眼白濁濁而來求診。

許多美眉常希望眼科醫師能給予一些美白眼藥水，使眼睛看起來黑白分明。其實眼白分為兩層結構，淺層為透明的結膜，深層為白色不透明的鞏膜。一般抱怨眼睛血絲明顯，通常是慢性結膜炎或乾眼症造成的結膜表面刺激而形成的表淺的血管擴張。

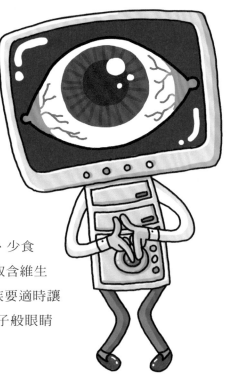

過敏性結膜炎或乾眼症症狀較嚴重時，需使用眼藥水來治療，但最重要的還是日常生活的保養。生活作息正常、睡眠充足、避免冷氣直吹眼睛、注意環境濕度、少食用辛辣油炸類食物、多攝取含維生素A的食物；此外，電腦族要適時讓眼睛休息，才不會老像兔子般眼睛布滿血絲！

Q：為什麼有時候眼屎特別多？有時眼尾會有白白的分泌物？淚腺真的會阻塞嗎？

A：因細菌或病毒造成的流行性結膜炎，或環境中刺激物引起的過敏性結膜炎皆會產生分泌物，也就是所謂的眼屎，是造成眼屎多最常發生的原因。

急性結膜炎如果是較強細菌，如葡萄球菌或鏈球菌感染，除了紅眼睛外，還會併有大量膿液狀的分泌物。如果是在流行季節，如春夏交接時之「腺病毒」感染則是分泌水性分泌物，同時也可能併有喉嚨痛、流鼻水、發燒等症狀，病程大多持續一至兩星期才會痊癒。

其他一些慢性過敏症，例如花粉熱常發生在季節交替時，分泌物也會較多，且會伴隨眼睛癢熱，此時可用冷敷抑制不適感及使用抗過敏藥物，即可得到緩解。

此外，也有一些眼睛文明病常發生在都會區忙碌的上班族身上，例如隱形眼鏡族及常化濃密眼妝的美眉。最常見的症狀是眼睛乾澀、容易疲倦、異物感、絲狀分泌物變多，有時眼尾會有白白泡沫狀的分泌物。

眼屎多也可能是因乾眼症或眼瞼炎造成，這兩種疾病互相影響。正常的淚液層有外中內三層，外層為油脂層，中間為水液層，最內為黏液層。乾眼症為中間的水液層不足，發生原因可能是自體免疫或內分泌失調等原因；現代社會常見的原因是電腦使用過度或生活作息不正常，造成「後發性乾眼症」，引

發原因是淚液層的外層即油脂層不穩定或眨眼次數降低，造成眼睛表面水分迅速蒸發。適時讓眼睛休息、注意環境濕度再搭配藥物治療，才可事半功倍！

另外，嬰幼兒眼屎過多也是讓很多父母煩惱的問題。嬰幼兒因本身免疫力較差，又常常會用手揉眼睛，容易造成細菌感染導致眼屎過多。也有可能因上呼吸道感染、鼻黏膜腫脹而導致眼屎、眼淚較多，這些情形皆可使用眼藥水得到改善。

有一種情況家長需要特別留意，即是「先天性鼻淚管阻塞」，通常是自出生時就有單眼流眼淚及膿狀分泌物，治療上有其黃金時期，一旦錯過，就可能要手術處理。建議嬰幼兒有此症狀時要及時找眼科醫師診治！

Q：白內障產生的原因跟年紀有關嗎？

A：白內障的產生的確與年紀有密切關係。據統計，六十五歲到七十四歲人口有一半的人出現白內障，七十五歲以上者更高達七成有白內障。白內障可說是銀髮族最容易面臨的視力問題。

所謂白內障，指的是眼球中的水晶體由清澈變為混濁，且逐漸硬化的過程。水晶體在眼睛的屈光系統中，如同照相機的鏡頭般可以調節光線，使光線聚焦在視網膜上，一旦水晶體變混濁，光線無法完全穿透，視覺就會變模糊。

白內障的症狀不痛也不癢，但會感覺視力持續減退，重新

配眼鏡也無法矯正，眼前景物彷彿隔了一層「毛玻璃」。白內障的治療方式，仍是以手術為一有效的方法。

由於醫療科技的日新月異，手術方式、儀器及材質的不斷改進，白內障手術已不再是高風險的手術，以目前普通使用的「小切口超音波晶體乳化術」來說，傷口大約只有0.3公分，使用超音波乳化術將混濁水晶體震碎後再吸出，然後放入軟式人工水晶體即可。因傷口小，二至三天就可恢復正常生活。

至於開刀的時機，由於現在手術進步，只要視力減退到影響日常生活，即可考慮開刀治療，不需等到白內障熟了才開刀。

Q：高度近視一定會視網膜剝離嗎？該如何預防？

A：台灣由於地狹人稠，居住空間較擁擠，加上升學壓力大，導致近視好發率節節上升，初發年齡也逐年下降。據研究發現，孩童越早得到近視，度數越不易控制，日後成為高度近視的比率也越高。高度近視者因眼球擴大與拉長，眼球壁也隨之變薄、變脆弱，一旦眼球壁產生裂孔後，眼球內玻璃體中之膠狀液體會慢慢滲入視網膜下方，使得主管視覺最重要的神經性視網膜與色素上皮層分開，也就產生了近視族最畏懼的「視網膜剝離」。

視網膜剝離一開始可能只有不明顯的前驅症狀，如閃光幻

視或眼前產生一群浮動的黑點，接著就會產生進行性的視野缺
損及明顯的視力減退，萬一視網膜剝離的範圍影響到黃斑部，
就可能造成不可恢復的視力喪失。

　　視網膜剝離除了要保護眼球遭受碰撞，是無法使用藥物來
預防的。但若能早期發現視網膜的裂孔或退化，即可在門診接
受簡易之局部視網膜雷射光照，避免玻璃體進入裂孔。但若有
明顯之視網膜剝離，便須住院接受手術治療，手術方式以「鞏
膜扣壓術」為主，有時還需要合併「玻璃體切除術」或「氣體
視網膜固定術」，術後復元時間也較長，同時一旦產生視網膜
剝離，一般皆極有可能傷及視網膜原本之功能而損害視力。建
議高度近視者最好每半年接受詳細的視網膜檢查，一旦發現眼
前有飄動的黑點、黑影或突現閃光，就須立刻安排散瞳之眼底
檢查，及早找出病兆，及早治療。

　　高度近視族也有較高比率罹患黃斑部退化、青光眼、白內
障之嚴重眼睛疾病，定期檢查眼睛健康狀況才是上策！

Q：老花眼可不可以治療？

A：現代社會由於近距離工作時間較多，許多電腦族、上班族
四十歲左右就覺得眼力大不如前，室內光線總是不足似的，報
紙、雜誌越來越看不清楚。由於看不清楚，不知不覺中就反覆
凝視，導致出現眼睛疲勞、充血、流眼淚、頭痛等症狀。事實
上，可能是已經罹患俗稱的「老花眼」了！

　　老花眼即是廣義「眼球調節能力減退」。眼睛調節能力主要是來自水晶體形狀改變而造成屈光度的變化，水晶體的屈光運作為看近時變厚，看遠時變薄，這是由於圍繞在水晶體的睫狀肌收縮所致。隨著年齡的增加，水晶體老化質地變厚，即便睫狀肌收縮水晶體也不會充分地增厚，因此看清楚東西的最近距離也隨之逐漸延伸，這就是老花眼的開始，老花眼的度數也會隨著年紀而逐漸加深。治療老花眼目前仍以配戴老花眼鏡為主。老花眼鏡又分為單焦、雙焦及多焦點眼鏡，必須依照自己的需要及習慣，同時也需要一段適應時間，才會配戴得舒服！

　　隨著近年屈光雷射手術的進步，老花眼的治療手術也在陸續發展，期望可免除戴老花眼鏡的不方便與不適。目前較常見有幾種手術方式：

　　一、傳導性角膜成形術（Conductive Keratoplasty）：其治療原理是以放射波加熱角膜周圍組織，造成一圓形帶狀的組織的萎縮，使角膜中間相對突起，如同老花眼鏡般的凸透鏡，藉此老花眼看近物時就不必戴眼鏡。問題是，老花眼會隨著年紀而惡化，所以此種手術的效果只是暫時的，約維持一、兩年，且只適用於輕中度的老花眼。

　　二、鞏膜擴展手術：可分成兩類，前鞏膜切開術（Anterior Ciliary Sclerotomy）與鞏膜擴張帶（Scleral expansionband），皆是利用鞏膜擴張的方式帶動睫狀體向外擴張，以增加睫狀體的作用能力，老花眼的度數大約可減輕200度左右。

　　三、雷射屈光手術：運用準分子雷射削切角膜，使不同區

域的眼角膜有不同屈光度，形成多焦點眼角膜，目前可矯正的度數約100多度。

四、可變焦人工水晶體：目前有多焦點的新式人工水晶體，運用於同時有老花眼和白內障的患者。

Q：聽說眼睛也會中風，是真的嗎？

A：眼中風，臨床上正式的名稱為「中心視網膜動脈阻塞」，是眼科急症之一，大部分發生在糖尿病或高血壓的患者。若中心視網膜動脈完全阻塞，九十分鐘後，會造成視網膜不可回復的傷害。根據統計，約有66%的病人，最終視力不到0.05，僅有16%的病人，視力可以恢復至0.5以上，視力恢復的程度與治療時間的快慢，以及最早視力降低的程度最有關係。因此眼中風的治療是屬於眼科的急診，目標是將中風的血栓打通。

眼中風典型的症狀，就是突發性、無痛性、單側視力急遽喪失，視網膜由於供應養分的血管阻塞造成廣泛性的水腫，而黃斑部視網膜因為較薄，使得其下的脈絡膜血管可以襯托出來，造成黃斑部顯現出特別的「櫻桃紅點」，醫師若懷疑眼中風，只要檢查眼底，就可以正確診斷。

治療的方式，在初期，就是想辦法將眼壓降低，試圖將血栓沖離，方法包括前房穿刺、眼球按摩、以紙袋或塑膠袋罩住口鼻，以期提高二氧化碳濃度，或以藥物降低眼壓等，另外以口服抗凝血或促進血液循環的藥物加以治療，若發生的時間已

超過治療的時機，還必須防止眼球因為缺氧所形成的不正常新生血管，進一步造成出血或青光眼，因此必須接受螢光眼底血管攝影檢查，若發現缺血情況嚴重，要以雷射治療防止新生血管的產生。

眼中風除了要治療眼睛之外，由於中風的原因主要有三種，一是由於頸動脈硬化所造成，二是由於視網膜動脈硬化所造成，三是因心臟瓣膜異常或心律不整所引起，這些全身性疾病都必須一併檢查及治療，才能預防更嚴重的中風再度發生。

還必須注意的是，視網膜動脈阻塞是腦中風的警訊，除了要治療眼睛外，引發中風的一些全身性疾病，如高血壓、糖尿病、冠狀動脈疾病及高血脂症都必須一併檢查或治療。

Q：因為甲狀腺問題導致的凸眼症，可能因為甲狀腺得到有效控制而消除嗎？

A：甲狀腺機能亢進是現代社會常見的免疫性疾病，病患常會感覺心悸、怕熱、指尖顫抖、體重下降等症狀。甲狀腺機能

亢進病患除了身體會有影響之外，也會造成眼睛的病變。

眼睛的症狀一開始是眼睛紅、易流眼淚、眼球脹痛、眼球凸出、眼皮後縮等，如果持續惡化，會有眼球運動不良而產生複視情形，到了最嚴重的程度，甚至眼眶的軟組織腫脹到壓迫視神經，而有喪失視力的危險。

甲狀腺凸眼症帶來的影響，最困擾人的還是外觀常予人怒目圓睜的兇狠感覺，同時更可能因為眼睛太凸而使角膜暴露，產生流淚、畏光及角膜磨損問題。

甲狀腺凸眼症該如何治療？建議會診新陳代謝科醫師，將不正常的甲狀腺功能治療到正常，大部分的病患會因甲狀腺功能回復正常，凸眼的程度也會緩解。但是根據研究，眼球並不會因甲狀腺功能正常而後縮回去，甚至有少數的人即使甲狀腺功能已恢復正常，眼球仍然凸出。

甲狀腺凸眼症的治療可分為：

一、藥物治療：由於甲狀腺凸眼症是屬於自體免疫疾病造成組織腫脹，所以可先給予抗發炎藥物，使症狀得到緩解。

二、放射線治療：放射線治療是較新的療法，在美國的大規模醫學中心研究，低劑量的放射線治療可以有效降低眼眶發炎反應，是抗發炎藥物外的另一種非手術治療。

三、手術治療：如果甲狀腺凸眼症已造成嚴重暴露性角膜炎，或眼眶組織過於腫脹而壓迫到視神經，有影響視力之虞，即應考慮施行眼眶減壓術來改善凸眼情形。

Q：幼兒容易出現哪些眼睛疾病？

A：一般常見的幼兒眼部疾病有以下幾種：

一、早產兒視網膜病變

由於胎兒在母體內尚未發育完成，故易伴隨許多疾病的產生，可能造成日後的斜視、弱視、屈光異常、青光眼及視網膜剝離，嚴重者更會因此導致失明。早產兒視網膜病變可依視網膜發展情形分為四期，輕微的早產兒視網膜病變（第一、二期）會自動痊癒、發育成熟。嚴重的早產兒視網膜病變（第三、四期）則應積極施以冷凝、雷射或手術治療。

二、先天性鼻淚管阻塞及新生兒眼炎

這兩種問題皆會造成流眼淚、眼屎較多，可使用抗生素眼藥水治療。但先天性鼻淚管阻塞多在出生就有溢淚、眼睛分泌物增加、擠壓鼻梁、有膿樣物的情形。大部分的鼻淚管阻塞皆會在出生幾個月內自動緩解，若於接近一歲還是症狀明顯，宜儘速就醫施行淚管通條術治療。

三、先天性眼瞼下垂

出生時即發現有明顯「大小眼」，孩童也會常有抬頭的奇怪姿勢。若下垂情形嚴重，兩歲以前要動手術，以免影響視覺發展。若下垂不是很嚴重，只須密切觀察視力發展情形。

四、斜視

即俗稱的「鬥雞眼或脫窗」，約有2%的幼兒有斜視現象，有些是與生俱來，然而大多數是不明原因造成。屈光不正亦是

造成斜視的重要原因之一，尤其是遠視容易形成內斜視。斜視要找出原因並早期治療，以免變成弱視。有一種情形稱為「假性內斜視」，發生原因是內眼眥部皮膚過多將眼白遮住一部分，外觀看來兩眼球靠得很近很像內斜視，實際上並沒有斜視，大多年紀大一點就會改善，無需過度擔心。

五、弱視

造成弱視的原因：斜視、兩眼不等視（兩眼度數差250度以上）、高度屈光不正（高度近視、遠視、散光）、視覺剝奪引起之廢用性視力（如眼皮下垂、白內障）。幼兒常用視力較好的那眼，視力差的那眼不用，久之，就造成弱視。弱視若能及早發現（七歲以前），配眼鏡、遮蓋治療或施以弱視訓練，皆能獲得良好效果；太晚發現，療效將大打折扣，而徒勞無功。

六、屈光不正

因為近視、遠視、散光引起的視力模糊，看物體時，瞇著眼睛可以減少屈光度數而看得更清楚。如果發現家中孩童常瞇著眼睛看遠處物體，要及早檢查原因。若未能及早治療高度遠視、散光，有可能產生弱視。近視問題也必須定期檢查控制度數，避免惡化至高度近視。

Q：眼壓高就容易得青光眼嗎？眼壓太高會有哪些不舒服的症狀？

A： 常有病患因眼壓高而懷疑自己是不是得青光眼？所謂高眼

壓是眼壓測量超過21毫米汞柱，這是因為臨床上所謂正常眼壓一般都是以20毫米汞柱為界線，20毫米汞柱的訂定是根據統計學資料，就像人的身高體重測量一般，是一人為訂定的「正常值」，所以眼壓高並不一定就代表得到青光眼！

　　青光眼以目前最新的醫學研究認為是一種視神經病變，臨床上發現患者的眼壓高以後，還需進一步評估視神經功能及視野檢查後，才能確定是否得到青光眼。

　　由於角膜厚度也會影響眼壓的測量，天生角膜較厚的人測得的眼壓即會較實際情況為高，反之則較低。做過近視手術的患者因角膜經過鐳射切削後較薄，對做完近視手術族之眼壓測量，也不可照舊使用原先的21毫米汞柱做為正常與否的標準。

　　一般而言，眼壓高是造成青光眼視神經壓迫的危險因子，美國多家醫學中心之聯合研究（Multicenter Study）建議，只要眼壓超過30毫米汞柱，不管視神經或視野有無變化，應即予以藥物治療，也必須同時考慮其他青光眼危險因子，如家族史、糖尿病、高度近視患者，且須配合醫囑定期追蹤。

　　青光眼病患的症狀可以從輕微的不適、亮光周圍有光暈、嚴重到視力急速下降、眼球劇烈脹痛，合併頭痛、噁心、嘔吐等，此種急性症狀較常發生在急性之閉鎖性青光眼，而慢性青光眼病患卻常常沒有任何症狀，直到末期，發生嚴重視野缺損時才會有所警惕並求醫，建議具有危險因子者，如有家族史、高度近視者、糖尿病、高血壓或年過四十歲以上，即應定期眼睛檢查，以便及早診斷、及早治療。

Q：糖尿病與高血壓會影響視力嗎？

A： 糖尿病視網膜病變、白內障、新生血管性青光眼爲糖尿病危害視力的幾個主要的原因。其中以視網膜病變最爲可怕，什麼是糖尿病視網膜病變呢？它主要是因爲長期高血糖造成視網膜血管壁的損害，可分爲非增殖性視網膜病變和增殖性視網膜病變。分別的方式以是否發現視網膜新生血管爲依據。而增殖性視網膜病變因新生血管結構不穩定有可能發生玻璃體出血甚至視網膜剝離而造成失明。另外，視網膜黃斑部水腫也是使糖尿病患視力減退的重要原因，也是因血管壁的損害而使通透度增加造成液體外滲而引起黃斑部水腫。發生糖尿病視網膜病變的危險因子，與患病時間愈長、血糖及血壓控制不良爲主，據統計，糖尿病患發病五年，約20%的病患發生程度不一的視網膜病變，十年後增爲60%，二十年則約爲90%，不可不慎。

預防勝於治療，長期穩定地控制血壓和血糖可降低視網膜病變發生率。定期追蹤也是非常重要的。如果於檢查時發現高危險性增殖性視網膜病變或明顯黃斑部水腫，可接受視網膜雷射治療以延緩新生血管的進展，降低視力惡化的風險。

高血壓控制不好可能會引起腦中風，不僅會影響大腦，對於視神經延伸出來的視網膜也會造成類似的神經傷害，導致眼中風。

高血壓性視網膜病變表現爲視網膜動脈功能性狹窄、這是

因為長期的高血壓造成血管壁壓力增加，管壁肌肉肥厚增生、纖維化，使得血管壁逐漸硬化，動靜脈交會處之靜脈因動脈硬化之擠壓而產生相對的靜脈血流阻塞。而視網膜小動脈之硬化程度也會逐漸加重。更甚者，視網膜小動脈會出現局部的管徑收縮而形成生理性的動脈血流阻塞。

血流阻塞之後就有可能出現微血管壁受損，視網膜出血，而造成缺血使得視網膜顏色呈現死灰，甚至黃斑部水腫，以及視神經水腫等現象，嚴重影響視力。所以高血壓性動脈硬化和視網膜病變，亦為反映高血壓嚴重程度和高血壓患病時間的重要指標。

最好的治療方法還是控制血壓，例如衛生教育、控制體重、限制鹽分攝取量、運動、放鬆情緒以及調整生活方式，再配合藥物治療，以達到有效控制血壓。若出現視力模糊之症狀時，極可能已經發生視網膜嚴重病變，必須及早找眼科醫師檢查，必要時接受視網膜雷射治療。

Q：有時會覺得眼前有小黑點飛來飛去，這是得了飛蚊症嗎？還有什麼其他症狀是飛蚊症的前兆呢？

A：很多人常會覺得眼前突然冒出許多黑點、黑影，就像小蚊子漫天飛舞一樣，同時還會隨著眼球轉動而移動，尤其在明亮的背景下更為明顯，甚至眼前會出現閃光，而擔心自己是不是

視網膜剝離，但大部分人經過散瞳詳細檢查後，發現為玻璃體退化而鬆了一口氣！

飛蚊症基本上是一個敘述症狀的通稱，絕大部分是良性玻璃體混濁造成。正常的玻璃體為透明的膠質，但是隨著年齡的增長或近視度數高，會加速其液化情形，使得少數玻璃體纖維脫離原先的位置，漂浮在玻璃體腔內，光線透過這些纖維而投射到視網膜上形成漂浮不定的影像，此乃正常良性的變化，目前並沒有有效的治療方式，只能建議長期觀察追蹤。

還是有少數惡性的飛蚊症是疾病的前兆，如視網膜裂孔、剝離或玻璃體出血等，所以還是要時時自我檢測，如果飛蚊的形狀與數目未明顯改變，僅在向上看光亮處或眼睛疲勞時出現，就不必過於憂心；若呈現大量或片狀、短時間內黑影不斷增加或出現陣陣閃光，表示玻璃體異常混濁纖維化，並持續牽扯視網膜，就必須找眼科醫師做詳細的散瞳檢查。

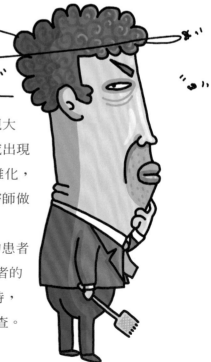

提醒高度近視、有全身性疾病的患者如糖尿病、高血壓或施行過眼科手術者的高度危險群，發現飛蚊在眼前飛舞時，還是小心謹慎面對，應立刻做眼底檢查。

PART5 →
日常保健Q&A

（文／林孟穎醫師）

> **Q**：有人說，配眼鏡時不要將度數配到滿，是真的嗎？配鏡時該注意什麼事？

A：在眼球構造中，有一條是負責調節焦距的肌肉，稱為「睫狀肌」，它的收縮與放鬆可以調節水晶體的厚與薄。當我們想看清遠處物體時，睫狀肌會放鬆，看近處物體時睫狀肌則會收縮，如此一來，無論是看遠或是看近，眼睛都可以利用此一機制的調節，將影像聚焦在視網膜上，讓我們看得清楚。

為病人配眼鏡時，應選擇能達到最佳視力的最低度數。例如當病人試戴300度或350度的鏡片，都能看到視力表的1.0時，應該選擇300度的鏡片，因為戴上350度的鏡片所看到的1.0，是經由睫狀肌的收縮調節才看得清楚，而300度的鏡片，睫狀肌不需要收縮，就可以輕鬆的看到1.0。如果選配350度的鏡片，睫狀肌因為無法放鬆，戴久了，眼睛容易疲勞，有些人甚至會開始出現頭暈頭痛。

　　尤其如果病人需要較長時間近距離工作，就更增加睫狀肌收縮的需要，無法放鬆。長此以往，對青少年而言，會加速近視的加深；對成年人而言，則是增加眼睛的負擔，頭昏眼花是最常出現的情形。所以如果配看遠的鏡片時，適當減少鏡片的度數，不但能兼顧看遠的需要，看近也較不易疲勞喔！

　　至於小朋友的驗光，需要事先點完散瞳劑再測量，因為小朋友常常近距離看書、寫功課，睫狀肌長期收縮痙攣，不散瞳的情況下配眼鏡，往往度數會配太深。所以小朋友的驗光事前務必先散瞳再量，以免配得太深！

> ## Q：眼藥水可以保存多久？眼科開的眼藥水若沒有點完，下次還可以再用嗎？眼藥水需要冰起來嗎？

A：在門診領到的眼藥水要注意其標示的使用期限，這裡所指的標示日期是指藥品未拆封的使用期限，大多數藥品從製造日算起保存期限是兩年，然而，不同藥品的保存期限可能會有差別，可以參考藥瓶外包裝的標示或是請教醫師。

　　至於拆封過的眼藥水，一般而言，盡量在一個月內使用完畢，即使是保存良好的眼藥水，最慢也要在拆封過後三個月丟棄，這是因為眼藥水中除了有療效的主成分之外，還添加許多副成分，包括防腐劑、緩衝劑、表面張力維持劑、黏稠劑等，這些成分都有保存期限。尤其是一些經過稀釋的眼藥水，例如

散瞳劑，因爲所含的防腐劑也被稀釋了，更不能久放。

　　有時未到有效期限，卻發現藥水顏色改變、有異味或是出現不正常沉澱物，就應該立刻丟棄，切勿繼續使用，否則不但沒有治療效果，還會有細菌感染的危險，必須特別注意。

　　大致來說，如果醫師沒有特別指示要冰存，就不需特別放在冰箱，最好是連同藥袋儲存於室溫乾燥陰涼處、無陽光直射的地方即可。有些眼藥水，例如青光眼常用的舒而坦（Xalatan），拆封前須存放於冰箱冷藏；拆封後，卻可儲存於攝氏25度的室溫。這些特殊的情形，可參考藥瓶包裝上的說明，或直接向醫師詢問。

Q：市面上各類眼睛保養清潔產品效果如何？有沒有使用上的禁忌？或是正確的保存方式？

A：洗眼液有很多種，成分大多是人工淚液加甲級纖維素和營養劑，如維生素或胺基酸。有些強調殺菌功能的洗眼液則含有低濃度鹽酸或抗生素。使用洗眼液有些類似洗鼻器，主要是將眼睛中的分泌物洗去，暫時減少眼睛的異物感，並達到滋潤、保濕效果，讓眼睛感覺較舒服。

　　很多人以爲洗眼睛和洗牙齒一樣，多洗有益眼睛健康，事實上，健康的眼睛只要注意用眼衛生，沒必要特別洗眼睛，因爲洗眼液的主要成分是人工淚液，而正常眼睛分泌的淚液成分

中就有潤滑、酸鹼平衡等作用，若無特殊原因，例如：游泳、眼疾或是醫師建議等，過度頻繁洗眼睛，反而會破壞淚膜本身成分的均衡。另外，有些洗眼液中會添加少量抗生素或殺菌劑，可能會因此破壞眼球表面常在性菌叢的平衡，反而造成眼睛感染。再者是，洗眼液終究無法洗去眼中細菌、黴菌，甚至是寄生蟲的感染，因此若出現眼睛發紅、發癢、分泌物異常增加或顏色變深等症狀，還是找眼科醫師治療，光洗眼睛是沒有用的，說不定反而讓原本輕微的角膜發炎因拖延而更加嚴重，甚至變成角膜潰瘍。

至於如何挑選好的洗眼液，端視個人需求而定。若無特殊需求，比方是抗菌、眼球退紅等需要，應以化學藥劑添加越少為好，畢竟洗眼液的功能越多，裡面添加藥物的成分必定也不少，反而容易引起過敏或眼表面常在性細菌叢的失衡。若有長期使用洗眼液的需求，可進一步詢問眼科醫師的建議。

Q：聽說常戴隱形眼鏡，角膜會變薄是真的嗎？

A：無論從學理上或是臨床統計上，都沒有證據顯示戴隱形眼鏡會讓角膜變薄。如果病患同時戴隱形眼鏡又發現有角膜變薄的情形，應該是角膜本身出現病變，而不是戴隱形眼鏡造成的。最常見造成角膜變薄的原因是「圓錐狀角膜」。

圓錐角膜是一種角膜變性的疾病，好發年齡爲十～三十歲。病患早期症狀多爲：視力模糊、近視和散光增加，嚴重時因爲不規則散光的增加，即使配上框架眼鏡，也無法達到最佳視力矯正。

圓錐角膜無法以肉眼判斷，需至醫院接受角膜地圖儀的檢查，臨床上可發現角膜中央或近中央處變薄，向前形成錐狀突起。有時合併角膜上鐵質的沉積，或隨著病情持續變化，角膜上會產生一些皺褶。少數嚴重的病患因角膜太薄，造成戴式膜（Descemet's membrane）破裂而引起急性水腫，使視力突然間變得更模糊。

初期圓錐角膜由於角膜弧度改變並不顯

著，配戴普通眼鏡或者一般的軟、硬式隱形眼鏡就可以達到不錯的視力。中等程度的圓錐角膜，由於角膜弧度突出已經超出一般的硬式隱形眼鏡可以配戴的範圍，需要選用專門為圓錐角膜設計的特殊弧度的硬式高透氧隱形眼鏡，才能得到良好視力。至於重度的圓錐角膜，若角膜過薄有破裂之虞，或者角膜有疤痕影響中心視力，或是即使配戴硬式高透氧隱形眼鏡也無法提供日常生活所需的視力時，就要考慮接受角膜移植。

想接受雷射近視手術的病人，術前檢查應包括角膜地圖儀，以確認是否有「圓錐角膜」病變，一旦發現有圓錐角膜病變，就不應貿然實行雷射近視手術。

Q：雷射手術的後遺症有哪些？做完雷射手術就從此一片光明嗎？

A：近視手術跟任何一種手術一樣，有合併症的可能，但因發生極度嚴重合併症而喪失視力的比例極少。通常而言，術後可能發生的後遺症如下：

一、度數矯正不足或過度矯正：這是最常見的併發症，尤其是1000度以上的近視矯正。若術後度數不盡理想，可於手術後一年內做修正手術，應能獲得滿意結果。

二、乾眼：因為雷射切削角膜組織，會有短暫乾眼加重的情形。但大多數病人在術後半年內就會恢復，這段期間最好能規律補充人工淚液，待淚液分泌機制慢慢回到最初的水平，乾

眼情形就會獲得改善。

　　三、夜間眩光：有些病人術後會有夜間眩光的現象，甚至影響夜間開車。瞳孔過大的病人產生術後眩光的機率較高，術前可做夜間瞳孔直徑測量，或和醫師討論將角膜切削的光學區（optic zone）直徑增大以減少夜間眩光問題，不過多數病人在術後3～6個月，因傷口癒合及度數較穩定會慢慢改善。

　　四、對光線敏感：手術後3～6個月內對光線的敏感度增加，但多會在6個月後逐漸消失，極少病例會持續對光線敏感。

　　五、不規則散光：有些病人術後會產生不規則散光，極少數需配戴硬式隱形眼鏡才能達到最佳視力。

　　六、感染：因為術中或術後清潔不夠的關係，使傷口受到細菌感染。

　　七、角膜混濁

　　八、角膜變性：若術前角膜厚度不夠，又沒有審慎評估，術後有可能造成角膜變性，嚴重者甚至要做角膜移植。

　　九、角膜瓣不完全、產生皺褶或雷射切削時病人配合度不佳或對焦偏差：此種情形的發生率非常低，通常在1%以下。

　　十、角膜瓣移位：在術後的恢復期間，若是在傷口尚未癒合完整前不小心搓揉或是碰撞眼睛，很可能造成手術傷口移位，造成視力矯正的結果產生變化。

　　因為上述諸多可能出現的狀況，做完近視手術後是否就能從此一片光明，需要許多因素的配合，尤其是高度近視、嚴重散光、瞳孔較大者，術前的詳細檢查及與醫師充分溝通格外重

要。術後則要定期追蹤，在1～3個月內做好眼睛的充分保護，尤其要避免撞擊，此段期間亦可配戴護目鏡作為保護。

雖然近視手術的風險很低，但任何手術還是有其風險存在，只有在熟練的醫術、精良的儀器及合作的病人三者配合之下，才能將發生率降至最低（更詳細資訊可參考第三章）。

Q：異物進入眼睛該如何處理？

A：灰塵、沙子進入眼內時：不要揉眼睛。如果不刺痛，只是有些異物感的話，先閉上眼睛，試著讓異物隨淚水流出來。如果還是流不出來的話，可以將眼睛浸在洗眼液或生理食鹽水中眨動，使其被洗出來。如果扳開眼皮能看到眼內的異物，也可以用濕棉棒將其沾出來。

化學藥劑進入眼內時：若是強酸或強鹼誤入眼內，需立刻沖水至少1000ml。沖洗後，應即至醫院治療。用清水沖洗時需注意姿勢，避免噴到沒受傷的那隻眼睛，造成二度傷害。

鐵屑等異物進入眼睛時：因為鐵屑是有感染性的物質，一旦卡在眼睛上，用一般的生理食鹽水是洗不掉的，最好是先用乾淨的紗布搗住眼睛，然後儘速找眼科醫生診治處理，由醫生判斷受傷的程度。

注意事項：

一、異物進入眼睛後千萬不要揉眼睛，否則異物在眼中摩擦角膜或結膜，不但會引起損傷，還可能發生感染。特別是小

孩子稍微感覺眼內有異物，就會一直揉眼睛，這一點家長要留心注意。

二、因異物損傷造成的感染比較危險。當取掉異物後眼內仍有異物感時，可能是眼內已受到損傷，這時最好找眼科醫生處理，搽含抗生素的藥水或藥膏，以避免進一步的感染。

三、角膜異物是常見的眼外傷，關鍵在於做好預防工作。風沙大時，外出應戴眼鏡。施工時，應戴護目鏡，以免鐵屑、木屑、玻璃鋼屑、石灰粉等進入眼內。野外郊遊應注意不要讓樹枝劃傷眼睛，更要注意不要讓其他異物進入眼內。

Q：什麼是睫毛倒插？為什麼會發生倒插的情形呢？

A：通常睫毛倒插有以下幾種情形，

一、可分為先天及後天兩種

先天：

出生後就有睫毛倒插的情形，通常發生在下眼皮。因為睫毛刺到眼球，所以小嬰兒經常眨眼流淚，或一直揉眼睛。如果刺傷角膜，眼睛會發紅而且怕光。

後天：

1.結膜因感染（例如砂眼）或自體免疫引起的發炎，造成眼瞼板結膜結疤，使眼瞼內翻及倒睫毛。

2.眼皮外傷、化學灼傷、眼部的類天疱瘡、史蒂芬強生症

候群或眼皮手術後引起的眼瞼結疤、收縮變形，因而改變了睫毛的生長方向。

3.老人家因支撐構造的縮肌腱膜發生鬆弛退化，導致下眼皮的支持力減退，此腱膜鬆弛下垂，使得原來緊密附著於腱膜上的眼輪匝肌浮上來，當眨眼時，因眼輪匝肌收縮，便向內上方移位，超出下眼皮邊緣睫毛的高度，導致睫毛倒插情形發生。

二、疾病之症狀

眼角膜很敏感，所以睫毛倒插刺到眼球時會造成眼睛刺痛、癢、發紅、怕光、流淚或眨眼。

有些人的角膜比較強壯，睫毛刺傷角膜後很快就能長好。年齡大的人，角膜修復能力較差，如果長期受到睫毛的刺傷磨損，又加上細菌感染，很可能造成角膜潰瘍。

三、治療方式

先天性：睫毛倒插的小孩子如果情形不嚴重，可以依醫師囑咐給予抗生素眼藥膏即可，等小孩長大，臉型成熟了，有的睫毛倒插就會自動翻轉出來不需手術。如果整排眼睫毛倒插，並且合併有眼瞼內翻，可考慮手術矯治。一般而言，大約可等到兩歲以後再做手術。

後天性：依據程度的輕重有幾種治療方法。

1.拔除法：若倒插的睫毛數不多時，可用睫毛鑷子將倒插的睫毛拔掉，操作簡單而且沒有後遺症。缺點是睫毛會再長出來，所以每隔四至六個星期就得再拔一次。

2.電燒法：可將睫毛的毛囊以電燒破壞，使倒插睫毛不會再長出來。但是電燒有時無法精確的破壞毛囊，甚至反而會傷到鄰近眼皮組織，造成新的倒插睫毛，所以手術時要小心。

3.冷凍法：將睫毛之毛囊以零下20度的低溫冷凍破壞，效果相當不錯。但可能引起眼皮色素脫落，造成眼皮顏色不均。

4.手術法：若只有局部幾根倒插睫毛，可將倒插睫毛和眼瞼一併切除。若睫毛倒插的範圍很大，甚至整排睫毛都倒插，則需施行手術將眼瞼緣向外翻轉。

Q：通常小孩子大約近視幾度就要開始配戴眼鏡？

A：通常近視100度以下可以不用配戴，如果小孩覺得上課看不清楚，可以先請老師將座位安排到前面一點的位置。100度至200度的近視，則可觀察學童有無瞇眼或姿勢不良，再決定是否要配眼鏡，如果同時合併有高度散光時就應考慮提早配鏡。超過200度者建議直接配眼鏡。

有些家長認為一旦配鏡，就一輩子脫不了戴眼鏡的命運，甚至有「眼鏡會越戴越深」的錯誤觀念，所以寧願小孩用瞇的，也不願配鏡。事實上已經看不清楚的視力就該配鏡，度數增加不是戴眼鏡造成的，而是用眼不當所致。只要由專業、有經驗的醫師根據小朋友的需要量身選配，不要配得過深，並不會有近視加深的疑慮，反而是因看不清楚而一直瞇眼的話，近

視會更快加深喔！

Q：為什麼小孩子會常常揉眼睛？

A：很多小孩子喜歡揉眼睛，但眼睛是非常敏感的部位，搓揉過度很容易造成傷害。小孩子經常揉眼睛常見的原因如下：

一、異物侵入：如灰塵、毛髮、藥物、細菌、病毒、刺激氣體、倒插睫毛等，直接侵犯到眼球表面而產生刺激。

二、眼睛的過敏反應：有過敏體質的小孩，除了全身會有出疹搔癢或過敏性鼻炎外，眼睛亦會有水腫、癢的問題。可以帶小朋友去做過敏原的測試，了解小朋友究竟對何種物質過敏，並盡量避開。

三、感冒引起：當細菌或病毒感染上呼吸道時，除了口腔、鼻腔的黏膜血管膨脹充血外，眼睛也會有同樣的反應，使得結膜產生紅、水腫，同時也會有「癢」感。

小孩子常揉眼睛除了儀態不雅，眼睛紅腫之外，更糟的是，容易加重散

光，少數嚴重的個案甚至有可能因爲角、結膜的發炎，導致角膜新生血管、角膜混濁而影響視力。因爲眼球的度數到國中才會穩定下來，而揉眼的外力作用會使兒童的角膜形狀變異，並可能因此增加散光度數。所以家裡若有經常習慣性揉眼睛的小朋友，家長除了多提醒之外，可以帶小朋友到門診，由醫師釐清小朋友一直揉眼睛的眞正原因，再對症下藥，例如異物的移除、居家環境的清潔保持、去除過敏原，並依據症狀的輕重、急慢性，開予抗過敏的眼藥水。

值得慶幸的是，大部分會過敏的小朋友在成年之後，隨著體質的改變，症狀上多會減輕，或者只在季節交替時，過敏原出現時才會有揉眼睛的情形。

Q：為什麼孩子才周歲，感覺眼睛好像有內斜視？

A：常有父母帶著小朋友來找醫生，因爲親朋好友覺得小孩子「好像」有內斜視？不過是否眞的有斜視，還要經醫師檢查後才能確定。

小兒內斜視一般需區別爲眞性斜視或假性斜視，眞斜視又可分爲先天性內斜視及調節性內斜視。

發生於出生後六個月之內的稱爲「先天性內斜視」，患者的症狀是大角度、固定的內斜視，因爲此類病童合併罹患弱視的機率高達50%，因此治療上先使用遮蓋法。用眼罩遮住正視

眼，強迫患者使用斜視眼（通常也是弱視眼）。若不見顯著的改善，則需盡早用手術將斜視修正，以免錯過治療弱視及立體感發育的黃金時期。

調節性內斜視多發生在兩至三歲之間，患童多半有高度遠視，這年紀的小孩開始運用眼球的調節機能看近的事物，如玩具、書等，而調節運用的同時會伴隨眼球內轉，產生鬥雞眼。患者初期可能只有看近的時候才會產生調節性內斜視，但是等到內直肌日漸茁壯之後，內斜視就會越來越明顯，甚至連看遠時也呈現內斜。治療上先矯正遠視，還有殘餘內斜的角度時，如果不大，可以打肉毒桿菌；若角度太大，肉毒無法完全矯正，再考慮手術矯正。

何謂假性斜視？許多小嬰兒由於鼻子塌扁，眼內側贅皮肥厚，內側的眼白比外側的眼白少了許多，看起來「好像」有內斜視的感覺，但事實上眼位是正常的，並沒有偏斜的情形，因此不會造成視力的影響，不需要治療。到了四、五歲以後，隨著顏面發育成熟，類似斜眼的外觀就會慢慢改善。鑑別的方法是將患兒鼻根部皮膚捏起，鼻側鞏膜暴露多些，「內斜視」便消失了。另外也可以用手電筒光照射在小兒兩眼之間，若兩眼的光反射點都在瞳孔中心，則為假性斜視；或用交替遮蓋一眼的方法檢查眼位來鑑別。

Q：眼睛時常過敏癢澀或換季時常會莫名的發癢，到底該怎麼辦才好？

A：換季日夜溫差大，是過敏好發時節，噴嚏鼻水全都來，眼睛跟著搔癢難耐，動不動就搓它幾下，當心視力模糊時，眼角膜問題也來報到喔！

過敏眼睛的保養方法如下：

一、忌揉眼睛：因為過度揉眼睛，角膜會受傷，視力也會大幅滑落，特別是小孩子，眼睛癢根本不能忍，這時家長就必須幫忙提醒，實在忍不住，手邊又沒有眼藥水時，可以先冰敷。

二、過敏體質的人要適度運動來強化免疫系統。

三、在春夏百花盛開之季節，儘量不要到野外活動，以避免接觸到花粉。另外，盡量避開污濁空氣，包括二手菸，最好在空氣乾淨、溫度一致的室內活動，並善用室內空氣清淨機，以減少空氣中的過敏原。

四、家中不要飼養小動物，例如貓、狗。因為貓、狗的毛屑常是導致眼睛過敏的物質。

五、保持居家的整齊清潔，避免灰塵累積。

六、戴隱形眼鏡者，在過敏期間建議停止配戴隱形眼鏡，以防眼睛進一步受到刺激。如果非戴不可的話，需注意隱形眼鏡的清潔及保養，因為過敏發作時眼睛分泌物會跟著變多，假使清潔做得不夠，緊貼靈魂之窗的隱形眼鏡絕對會變成滋生細

菌的溫床。另外，有些人對隱形眼鏡清潔藥水中的防腐劑過敏，最好是選用不含防腐劑的雙氧成分，減少過敏因素。

七、因為每個人的體質都不同，如果不確定究竟對何種物質過敏，可以請醫生做過敏原測試，並盡量避開會造成過敏的物質。

八、若出現眼睛過敏之症狀，例如：眼睛癢、眼睛紅等，最好儘快接受眼科醫師之診治，可以口服或點眼藥水來減緩局部的不適。

喜歡自己買眼藥水點的民眾千萬小心，有些藥水含有類固醇，長期使用可能引發青光眼；另外還有一種含血管收縮劑的藥水，由於點入眼睛後有清涼感，常被患者誤用來緩解眼睛紅癢等不適，這類產品長期使用後，一旦不點症狀反而更嚴重，甚至會引發併發症，不可不慎。

Q：我的兩眼視差很大，為什麼會造成視差？所謂的「主視力」（聽說人看東西時，會較偏重用某一眼來看）又是什麼意思？該如何改善？

A：一般兩眼視力度數，無論是雙眼近視、雙眼遠視，或是一隻眼近視、另一隻遠視，只要相差超過200度以上，就定義為「雙眼不等視」，也就是所謂的「視差」。這多數和先天體質、遺傳有關，少數可能為後天長期的用眼習慣不佳所致，例

如躺著看書，或視斜著眼看書或電視，導致雙眼視差漸漸加大等。視差大會影響視力及立體感的發育，如果又加上散光，對視力的影響會更嚴重，尤其是七歲以下視覺正在發育的兒童如果置之不理，會造成兒童的斜弱視。兩邊度數差太多，配鏡時還可能造成複視與頭暈。

如果視差未能及時矯正，用眼自然就會偏重兩眼中視力較優的眼睛，稱為「主視力」。而度數較深、視力較差的那隻眼，因為發育階段沒有適當刺激，就變成「懶惰」的眼睛(lazy eye)，即使戴眼鏡也無法矯正到0.8以上，成為較弱勢的那隻眼。一旦兩眼無法同時並用，就會造成立體感較差，上下樓梯容易跌倒，看東西也比較無法判斷遠近深淺，進而造成生活上的不便。

要改善視差問題，不同年齡有不同的治療原則：七歲前要特別注意弱視的預防，通常會運用配鏡來充分矯正及加上遮眼弱視訓練；七～十八歲則可著重視力矯正，如果病人能接受配合，也可以適時搭配隱形眼鏡，因為隱形眼鏡較沒有像差大小的問題，度數可以充分矯正，也較不會出現因戴框架式眼鏡造成頭暈及複視；十八～四十歲度數穩定後，除戴眼鏡外，可考慮雷射屈光矯正手術；四十歲後，眼睛開始老化，會建議配兩副眼鏡，一副看遠、一副看近。

框架式鏡片選擇時有幾點要注意，可以縮小兩邊的像差，以減輕頭暈及複視的狀況：

1.要適度降低兩眼鏡片度數的差距。

2.選擇鏡片前表面較平的設計。

3.選擇鏡片中央厚度較薄的材質，以減少角膜頂點距離。

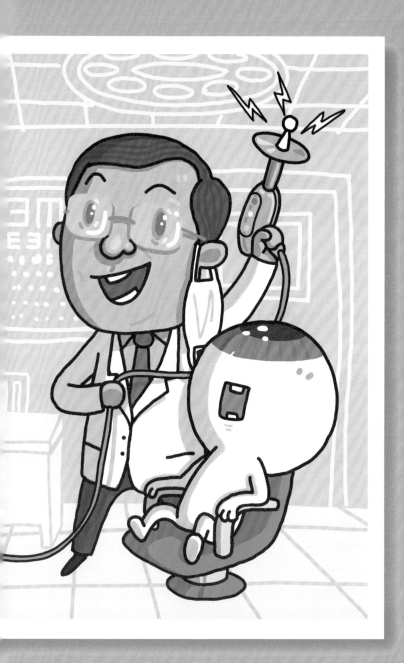

近視雷射手術大揭密

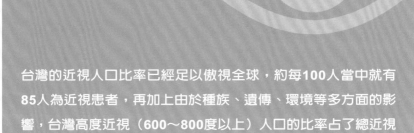

台灣的近視人口比率已經足以傲視全球，約每**100**人當中就有**85**人為近視患者，再加上由於種族、遺傳、環境等多方面的影響，台灣高度近視（600～800度以上）人口的比率占了總近視人口的三分之一。

近視是可以預防的，千萬不要等到近視了才焦急就醫，近視的藥物治療，只能治標、不能徹底根除，治療效果仍是有限的。所謂預防勝於治療，以國內近視的成因而言，環境因子才是主因，建議用最自然的方法讓七歲前的小孩，多看遠、少看近；培養孩子的「遠見」、減少「短視」，近視才不會變成孩子與父母終身揮之不去的夢魘。

近視成因

　　嬰兒剛出生時，由於眼球尚未發育完全，因此眼軸較短，此時的屈光狀態大部分為遠視。而在六歲時，兒童的眼軸已達大人的標準，此時的屈光狀態大部分為正視，也就是沒有度數。這個過程我們稱為「正視化」。正視化的過程就是讓眼球軸度逐漸增長，而在達到正視後停止增長，然而，有些人的眼軸卻沒能及時停止增長，造成眼球過長，或是水晶體、角膜的曲度過大，形成近視。

　　整個社會的生活型態愈趨競爭，加上台灣先天地窄人稠，生活空間狹窄，而為人父母者常常在輸人不輸陣的心理趨使下，讓孩子們在學齡前提早學習，小孩在這影響視力發育最重要的階段，提早長期暴露在近距離用眼的環境下，那麼眼球在生理變化下，為了適應「長時間、近距離」使用，眼軸就會增長，近視就會提早發生。倘若發生近視的年齡過早，眼球發育的正常分布受到了破壞，這種眼軸的增長，在臨床上已是不可逆的變化，即是我們所稱的「真性近視」，若在小學階段沒有改善引起近視的多重因子，則之後每年平均約增加75～100度

（眼軸每增長1mm，近視平均增加250度），如此，長大後近視度數多高可想而知。

　　近視是可以預防的，千萬不要等到近視了才焦急就醫，近視的藥物治療，只能治標、不能徹底根除，治療效果仍是有限的。所謂預防勝於治療，以國內近視的成因而言，環境因子才是主因，建議用最自然的方法讓七歲前的小孩，多看遠、少看近；培養孩子的「遠見」、減少「短視」，近視才不會變成孩子與父母終身揮之不去的夢魘。

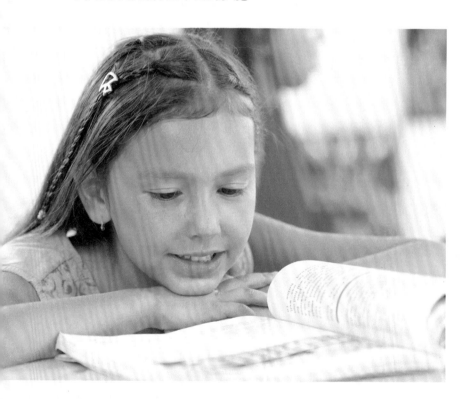

高度近視病變多

　　台灣的近視人口比率已經足以傲視全球，約每100人當中就有85人為近視患者，再加上由於種族、遺傳、環境等多方面的影響，台灣高度近視（600～800度以上）人口的比率占了總近視人口的三分之一。許多高度近視的患者，他們做雷射近視手術不僅僅是為了愛美的因素，還有更多健康的考量。高度近視者的眼球系統比較容易產生病變，在醫學上又稱「病理性近視」，近視度數深代表眼球老得快，也就是說高度近視是一種眼球老化的疾病。眼球老化會有哪些病症呢？基本上只要是老人家常見的老化狀況，高度近視的人都有可能會提早罹患，不可不慎，以下分別介紹可能引起的病變如下：

一、青光眼

　　由於高度近視與高眼壓染色體上基因位置很靠近，所以高度近視一族與高眼壓患者往往有密切的關係。高度近視的人眼壓容易比較高，如果沒有造成視神經纖維受損，那也只能稱為「眼性高壓」而已，並不代表視神經有什麼傷害。然而根據

統計，高度近視是開放性青光眼的高危險份子，也就是說高度近視的人如果合併高眼壓，很多時候會造成視神經盤及視神經纖維的傷害，高度近視眼球退化，較不能忍受眼壓高造成的傷害，如果合併有高眼壓，是不是單純的眼性高壓或者青光眼，那就需要長期的門診追蹤，這時候會依據眼底視神經盤的受損及視野檢查缺損來做判別。

若是高度近視本身視神經盤由於血管硬化，導致血流不易通暢，造成視神經盤病變，有時不易與青光眼的視神經盤變化加以區分，而且高度近視視網膜退化也會造成視野缺損，這也是需要在做青光眼診斷時加以區分的。高度近視的人看東西往往容易疲倦，有時眼睛就會脹脹痠痠的，患者往往自行歸因於眼睛老化，可是或許當時已經是眼壓高，這是高度近視的患者必須特別注意的。

二、白內障

白內障是一種老人家特有的疾病，若患有高度近視的人，年輕時得到白內障的機會就很大。白內障代表了眼睛裡水晶體已經老化，漸漸失去彈性，造成硬化，這會影響我們看近物所需要的調節力，也就是說高度近視的患者，老花會提早來到，遠的看不見，近的也看不清楚了。一般大眾會認為近視度數深就可以抵消老花，然而這並不適用於高度近視上，近視深的人剛開始會覺得戴了眼鏡看書報很容易疲勞，慢慢的就覺得有困難，必須要拿遠一些才看得清楚，這就表示老花眼已經慢慢形

成了。等到水晶體混濁，不僅近的看不清楚連遠的也日漸模糊了。而且隨著白內障的日漸嚴重，水晶體日漸加厚，使得眼球聚光力加強，這時病患往往表現出近視加深的現象。臨床上就有病患兩年前兩眼度數都是800度，但是最近一眼比較模糊，結果檢查後發現原來那隻眼睛白內障比較重，而近視度數也加深到1000度了。因此，高度近視是否形成白內障，往往可以藉由老花眼的發生視為臨床上的先期表徵，而觀察高度近視的白內障有無日益加深，除了可以驗光檢查看視力是否退步來評估外，也可以觀察近視度數有無日益加深來做為評估的方法。

三、飛蚊症

飛蚊症是一種玻璃體的退化，正常的玻璃體有如雞蛋的蛋白，是透明的膠質，但玻璃體的膠質會因年齡增長或近視度數高而加速液化，使得少數的玻璃體纖維脫離原先位置，漂浮在玻璃體腔中，當眼睛注視時，光線會把這些纖維的影像投射到視網膜上形成漂浮不定的影像，其形狀可能是圓形、橢圓形、點狀或線狀。高度近視患者玻璃體的退化往往在三、四十歲就已經產生了，其中約有1%的患者會因玻璃體拉扯視網膜造成裂孔、出血甚至視網膜剝離，而造成失明。根據統計，六十歲以上的人，約有三分之二會有飛蚊症、七十歲以上的更達80%，有些高度近視患者，罹患飛蚊症的年齡更早，臨床上甚至有小學三年級就近視800度的孩童！而三十歲以上高度近視患者，十個之中，可能六個都有飛蚊症，這是非常令人憂心的現象。

四、視網膜退化及裂孔

　　高度近視的人往往容易造成周邊視網膜的退化及萎縮性破洞，這些退化代表的都是眼睛整體退化的一部分。就因為高度近視容易有視網膜退化，這些退化合併裂孔時，往往就會造成視網膜剝離了，這就是為什麼我們常說高度近視是視網膜剝離的危險因素。統計上，飛蚊症、視網膜退化裂孔、外傷、白內障手術都容易有視網膜剝離。所以，雖然高度近視容易形成白內障。但是，高度近視的白內障手術，卻要相當仔細評估才行，那是因為手術本身及術前視網膜退化，及術後玻璃體退化若再加上外傷往往有四分之一的機會會造成視網膜剝離。

五、黃斑部病變

　　流行病學的資料顯示，近視超過1000度以上的人為近視性黃斑部退化的高危險群。由於眼軸被拉長，而使色素視網膜上皮變薄，Brush氏膜也可能會因此滑落。做眼底檢查時會看見眼球黃斑部之脈絡膜萎縮，以及視神經盤周圍的顳部新月形。有時也會發現視盤傾斜、黃斑部圓孔、周邊脈絡膜視網膜變性、周邊視網膜裂孔及視網膜剝離。

　　隨著世界人口老化，眼黃斑部退損所導致的失明也隨之增加，雖然目前並沒有特效的治療方法，但至少我們可以改變我們的生活方式：不吸菸、出門戴太陽眼鏡、並多攝取含抗氧化物質的食品，以預防老化性眼疾的發生，另外，定期檢查眼睛，及早發現及早治療也是很有幫助的。

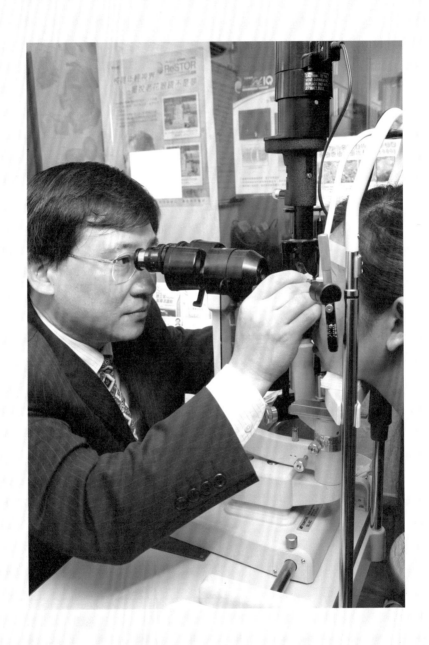

近視雷射手術，
　　　眼科醫師第一人

　　近視手術近年來在放眼盡是眼鏡族的台灣社會快速竄起，成為眼科醫學領域中極為熱門的治療項目之一，但也有不少患者疑惑：如果真的安全可靠，為何看病的眼科醫師個個還是戴著眼鏡，不做近視手術呢？

　　古時神農嚐百草，以身試藥。身為眼科醫師，我也動過雷射屈光矯正手術，做手術並非想當個「活廣告」，而是確實有適應症上的需要，多年前赴美國哈佛大學攻讀碩士時，於該校附設醫院眼耳中心修習近視開刀手術，鑽研當時仍處實驗階段的準分子雷射角膜層狀切開屈光手術（LASIK），經過年餘的觀察，對這項治療充分產生信心後，由美國老師、知名的眼科醫師亞瑟（AZAR）執術，將原本右眼高達600度的近視，矯正成為預期的100度左右。

　　小時候因為喜歡躺在床上讀書，不良的閱讀習慣加上光源不正常運用，造成左眼100度的近視，但右眼卻有600多度的近視，兩眼嚴重不等視，看東西缺乏立體感，也常會偏頭痛，接

受雷射手術後，解決了我兩眼視差極大的困擾。

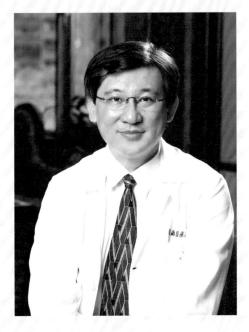

然而你一定會好奇，爲何我平日行醫還是架著一副眼鏡，難道是佯裝斯文嗎？其實，我動雷射手術是爲了解決視差問題，而預留100度近視度數，則是考慮將來年老難免「遠視」，正好可以「平衡」過來，如此年紀大了有老花眼時，視力才會更好。

因爲有了這樣親身嘗試雷射屈光矯正手術的切身經驗，讓我對近視雷射手術更有信心，更懂得將心比心，謹愼執術。尤其要提醒想動近視手術的患者們，不論計畫採行哪一種手術方式，都要事先與醫師詳細討論，了解手術的操作、效果及可能發生的副作用，再仔細評估自己是否眞的適合接受這項治療。

你適合近視雷射手術嗎？

　　什麼樣的條件才適合接受近視雷射手術呢？一般來說，因為每個人的情況有所差異，因此在雷射手術前，必須先做過完整的檢查，再與你的醫師諮詢，由專業的眼科醫師評估你是否適合做雷射治療手術。

　　基本上，只要有近視的人都可以接受近視雷射手術；但若近視度數不深，並不會影響日常生活作息，通常都不太需要矯正。因此，100度至1500度，甚至是2000度以上的近視患者，只要角膜厚度夠厚，且無明顯乾眼的症狀或眼疾，都可以用近視手術來矯正近視。

　　另外，因為做了近視手術後可以不用戴眼鏡，對個人而言不但可以拋去眼鏡的束縛，也可以提升生活品質。而近幾年近視雷射風行，有些人因應職務上的需要而選擇近視雷射手術，例如軍警人員、特定的服務行業、運動員等，甚至還有些國家鼓勵國軍接受雷射手術呢！另外，有些人則是因為配戴隱形眼鏡有困難，甚至會影響到日常生活；有些則是單純的不想戴眼鏡而手術。無論動機為何，都請先參考下列條件，並讓眼科醫

師作詳細之檢查及諮詢，以確保得到最佳手術效果。

不適合近視手術的人

不願意承擔風險者：可能會在術後產生無法避免的併發症（機率很小），例如散光、眩光、角膜浸潤現象、角膜混濁等，而且近視雷射手術的長期影響目前仍然未知。

會對生涯造成衝擊者：高度近視、嚴重散光、瞳孔較大者，可能在做完近視雷射手術後，對夜間的視力品質會有些影響，所以從事夜間工作、顯微手術者，在術前應與醫生充分討論職業上的需求。

經濟狀況不佳：這是項完全自費的手術，依個人度數及手術方法不同，市價約3～7萬元，而且可能連術前檢查、術後追蹤的門診費用都沒有健保的補助。

患有或正在服用部分藥物：會影響傷口癒合的疾病或藥物，例如紅斑性狼瘡、類風濕性關節炎、愛滋病等。

從事激烈碰撞的運動：例如拳擊、摔角等可能傷害到眼睛的運動。

年齡在20歲以下：因為眼睛組織還在發育，矯正後的度數會產生變化。

度數尚未穩定，持續增加中者：一年內如近視增加超過50度，因屬近視度數不穩定者，應先控制近視度數的增加，等穩定後再手術比較好。

懷孕者：孕婦不宜接受近視雷射手術。

曾經感染以下疾病者亦不宜做近視雷射手術：
■ 眼部單純性疹病毒
■ 青光眼或疑似青光眼
■ 眼部發炎疾病，例如葡萄膜炎、虹彩炎
■ 眼睛曾經受過傷
■ 圓錐角膜

另外，以下情況也要請醫生詳細評估可能的風險：
■ 眼瞼炎：可能增加感染或發炎的機會。
■ 瞳孔較大：較容易產生眩光、光暈及畏光的後遺症。
■ 角膜較薄：屈光手術是改變角膜的弧度來達到矯正的目的，太薄的角膜會有失明的風險。
■ 曾經動過屈光手術者：必須經過醫生謹慎的評估後，再考慮追加第二次手術的必要及安全。
■ 嚴重乾眼症且合併角膜病變，可能會影響角膜復原。
■ 嚴重兔眼（紅眼症）。
■ 有活躍性或復發性眼疾。
■ 影響傷口癒合的全身性疾病，如糖尿病。
■ 眼瞼異常會影響角膜上皮再生者，如嚴重睫毛倒插、眼瞼內翻、眼瞼外翻、顏面神經麻痺等。

近視手術的種類

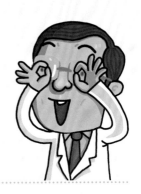

　　傳統近視的矯正法是靠有框眼鏡或隱形眼鏡，但是有框眼鏡不但不方便而且又重，無論是在打球、運動或游泳都相當不方便，而隱形眼鏡則是易導致感染或過敏等情形。其實近視手術與隱形眼鏡在差不多時期被發明，最早的近視手術是所謂的鑽石刀切割術（Radia Keratotomy，簡稱RK），由蘇聯的眼科醫師開始大量的臨床運用，之後在美國及全世界廣為流行。由於主要以鑽石刀來切割角膜，再加上效果不錯，安全性也相當高，因此接受度不錯，其對象主要是以低度數近視之矯正為主，高度數近視之矯正效果較差。

　　在1964年後經過一、二十年的演進，這一類統稱為層狀角膜手術由原先的「冷凍式」進步到「非冷凍式」，「手動式」再改良成「全自動式」，最後更結合了準分子雷射的精確性，而成為現代近視手術的主流——「雷射原位層狀角膜重塑術」（Laser in situ keratomileusis，簡稱LASIK）。主要是運用高精確度的「準分子雷射」來改變角膜的弧度。這類手術可追溯至15年前，美國醫師卓克爾（Trokel）等人運用IBM公司發明用以

切割晶片的「準分子雷射」於眼角膜上，開啟了近代雷射近視手術之先河。美國衛生署（FDA）經過六年多的臨床評估，終於在1995年開放了常規使用，台灣也在1999年7月全面開放醫學中心、區域醫院、地區醫院及個人開業醫師合法使用。

　　至於目前最新的近視雷射手術是「飛秒無刀手術」（IntraLASIK），是過去20年間由雷射科學發展起來的新工具之一，由亞米德・齊威爾 ，以高速雷射技術研究基本化學反應，還獲頒1999年諾貝爾化學獎。

　　此外，水晶體手術或眼內隱形眼鏡植入等亦具備矯正度數之效果。近視手術之種類相當多，其演變也各有其歷史淵源，每種手術也都有其優缺點，需評估患者的狀況再給予適當之建議。茲將常見近視雷射手術介紹羅列如下：

一、雷射屈光角膜切削術（PRK）

　　直接以雷射照射角膜表面，將組織氧化，較為簡單，一眼手術時間約5分鐘。因為它同時也將角膜前面的表皮層及鮑曼氏層切除，故術後傷口的復原較慢，約3、4天，並需戴上隱形眼鏡來降低不適感，且若切除過多組織，易留下疤痕，故一般建議使用在800度以下的中低度數。

二、雷射角膜層狀重塑術（LASIK）

　　由PRK改良而來，自動層狀角膜整形術（ALK）所用的細微角膜切刀，將角膜表面重要的表皮層及鮑曼氏層掀起形成

俩膜瓣,再以雷射切削下面的角膜基質層。它具有恢復快(術後只有4～6小時的不適),效果穩定(術後第二天就可穩定視力,甚至可上班工作),矯正度數高(可達1000多度)且不會留疤痕。而手術時間也僅有5～10分鐘而已。

三、角膜皮下近視雷射手術(LASEK)

LASEK為LASIK及PRK之改良版,手術方法是使用酒精浸敷角膜40秒,使角膜上皮與基質鬆開,再以特定器械將角膜上皮輕輕掀起來,施行準分子雷射後,再將角膜上皮覆蓋回去,然後裝戴高透氧特殊保護膜片;七天後新生的上皮會取代原來的表皮層,視力即可恢復。

LASEK一般是針對近視1000度以下,且角膜厚度不夠而無法施行LASIK手術之患者,醫師才會建議採用此方法。

四、角膜上皮削切雷射手術(Epi-LASIK)

Epi-LASIK為新一代改良型的表面手術,它不像PRK直接削除角膜上皮層,也不像LASEK用酒精傷害到角膜表皮層,而是利用鈍刀片切割一個完整的,不包含角膜間質層的上皮瓣。

Epi-LASIK的發展初期,因為不確定切割層是不是穩定,尤其在角膜表皮沾黏較緊的角膜上,變數可能會較多。然而在累積更多臨床經驗後發現,不管在任何眼睛上它都可以成功地分離表皮層(包含基底層),它的表皮瓣非常平整,很容易復位。術後的結果,不管在病患的舒適性,復原時間或是視力上

都相當好。

　　Epi-LASIK手術後試圖留下角膜表皮層，而它對表皮層的保留比LASEK好，因此可能成為幾種表面手術中最為大眾所接受的術式。然而Epi-LASIK術後會比較不舒服，視力的復原也比較慢一些。不過，Epi-LASIK和PRK相同，術後的視力有優於LASIK的潛能。

五、飛秒無刀手術（IntraLASIK）

　　IntraLASIK是無刀雷射也稱為飛秒雷射，為目前衛生署最新核准的無刀近視雷射手術。係利用紅外雷射通過光爆破的方式，精確的進行角膜瓣切割，過程中不會熱傳遞或產生衝擊波影響周邊組織，安全、低併發症、無動刀壓力，復原速度快，適用於角膜特殊以及瞳孔過大或是眼睛太小，無法施行傳統LASIK手術的患者。相較於過去傳統的LASIK雷射手術，IntraLASIK即是以「雷射」來取代刀片，全程由電腦操控不用手術刀，用比頭髮直徑還要小的10微米雷射光點，在眼角膜上打出平整的氣泡，將這些氣泡從點連成線，製造出細緻無皺褶的角膜瓣，不同過去以板層刀切開角膜的方式，可提高精準度，所使用的撐眼器也較傳統的小很多，對於瞇瞇眼的小眼患者而言，不必剪開眼皮，承受額外的眼部傷害。

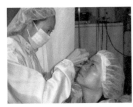

1.於眼睛點上預防感染用的抗生素

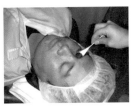

2.為病人點上局部麻醉劑，再用碘酒消毒眼睛周圍及睫毛

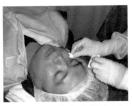

3.無菌生理食鹽水再次清潔

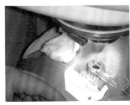

4.放入飛秒無刀雷射專用眼部固定器

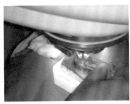

5.飛秒雷射預備擊發

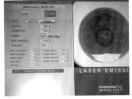

6.飛秒雷射開始製造角膜瓣

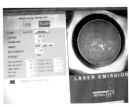

7.角膜瓣製作完成

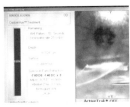

8.將角膜瓣掀起

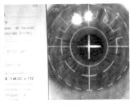

9.進行準分子雷射

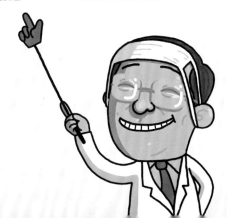

六、前導波雷射

雷射近視手術自從1997年在美國FDA通過準分子雷射角膜層狀切除弧度重塑術（LASIK）的技術後，美國年約有一百萬人接受這項手術，台灣在1999年衛生署也同意開放醫院及基層眼科對屈光不正（近視、遠視、散光）的病人實施矯正，每年約五萬人接受這項手術，雖然85%的病人對手術結果堪稱滿意，然而有些患者多多少少都會抱怨術後有眩光、光暈、重影、夜視力下降的問題。據統計，約有30%以上近視族有不規則散光問題，並不適合以傳統近視雷射手術矯正；而前導波技術配合雷射手術的技術，自從2002年同樣由美國FDA通過後，漸漸改善了傳統雷射手術所造成的視覺品質的問題。

何謂前導波

前導波技術由美國太空總署（NASA）所研發，原本應用在太空科技，天文學家利用前導波分析處理由大氣層造成的像差，以得到銀河系更精準的數據及影像。而在最近幾年，這項劃時代的技術被應用在我們的視覺上。我們的眼球猶如一個小宇宙，光線進入眼球後，還要經過重重構造才能到達視網膜形成視覺影像；然而，眼球內部各構造的折射率皆有所差異，而它們的形狀也影響到光線進入眼球後行徑的狀態。這種種的原因，造成了我們眼球裡所謂的「高階像差」。在正常眼睛的光學系統中，光線平行進入眼睛後，若為完美眼球的屈光狀態，則反射出的光和入射光一樣為平行；在這樣的情況下可測得清晰的影像。而在有像差的眼睛中，光線平行進入後，遇到不規

則的表面，則反射出來的光線就會變形，而產生模糊、散開、拖曳等等的影像。

在作眼球檢查時，運用前導波高階像差檢查儀，利用光波反彈數據，選擇出光學路徑之差異，並平均出光學路徑至根部的不一致或錯誤，形容出針對一個光點的擴散程度，清楚偵測眼角膜、水晶體、玻璃體、視網膜等，對各項影響眼睛屈光度之因素做整體的分析測量，再以3D立體圖描繪出眼球狀況，給予角膜各部位最精準的個別測量。

何謂高階像差

一般而言，我們的眼睛之所以有視力的缺陷，是因為

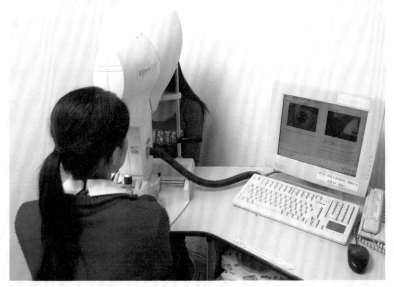

運用前導波高階像差檢查儀，先做術前眼球檢查。

有85%的低度像差及15%的高度像差；依照荷蘭數學家Frits Zernike的說法，像差可分爲二十級，低度像差爲第一級和第二級，也就是我們熟知的近視、散光及對焦的問題，第三級以上的像差皆稱之高度像差，其中包含彗星差（Coma）、球面差（Spherical Aberration）、三箔差（Trefoil）等等，傳統雷射近視手術只能解決約85%的低度像差；但對有高度像差的人來說，即使雷射術後能達到1.0到1.2的視力，但15%高度像差未被解決的部分，卻會造成術後眩光等視覺不良的後遺症，而影響到視力品質。因此，利用前導波來測量高度像差，解決傳統雷射所遺留下來的問題，正是目前近視雷射手術的新趨勢。

自動智慧型光斑準分子雷射儀VISX–STAR S4之簡介

VISX–STAR S4是目前美國VISX光學製造之最新一代全自動智慧型光斑準分子雷射儀，於2000年底在美國發表，並於2001年正式在臺灣上市，爲目前世界最進步之一的準分子雷射系統。

VISX S4可將大光斑與小光斑的優點擷取出來並加以整合，它同時擁有大、小光斑的共同優點及飛點式掃描之優點，採用七道可調式大小雷射光束，使雷射能量輸出精確更快速；智慧型光斑掃描，可調整小至0.65mm雷射光點，比傳統飛點式掃描雷射1.2mm還小，因此更能精確雕琢出完美視力。有效治療光學區，可達直徑9mm，可大幅降低夜間視力不良的問題，大幅提高手術結果的準確度，有效提升患者視力。

除此之外，VISX S4採用全球唯一專利三度空間全自動眼球

追蹤定位系統；在手術過程中，人的眼球會因為不自覺轉動而導致雷射光束偏離中心，可能會影響矯正視力療效，使用三度空間全自動眼球追蹤定位系統，可以直接鎖定眼球X軸、Y軸與Z軸動向，跟蹤眼球極細微快速移動，令雷射光投射更加準確，因而提高視力矯正的效果。

　　前導波高階像差分析儀除了可分析高階像差外，連接飛點式小光斑雷射機器，配合眼球自動追蹤、3D自動定位，可更精準地打造為個人量身訂做的雷射手術。另外，前導波的診斷也可指出具有像差的人，在做完雷射手術後是否會使像差更嚴重而引起視覺上的問題，進一步地篩選出不適合接受近視雷射的患者。

為什麼要選擇前導波雷射

　　大部分的人接受傳統的近視雷射手術即可得到滿意的結果，那究竟什麼樣的人應該要接受前導波雷射呢？

■ 追求高視力品質的人

前導波可消除高階像差，進一步改善夜視力品質、夜間眩光和明暗對比敏感度，可使術後視力品質超越原本戴眼鏡的最佳矯正視力。

■ 夜間瞳孔大於6.5mm者

傳統屈光雷射治療的光學區域為6mm，

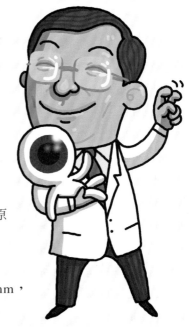

若要加大光學區域時通常需要用到較多厚度。而前導波雷射所治療的光學區域可到達9mm，並且因為對角膜有精確的測量，進行點對點的雷射切削，也能改善夜間眩光與夜視力降低的問題。

■ 散光度數大於150度及不規則散光者

透過前導波的分析，可提高散光軸度的準確性；並且在有不規則散光的患者，可進行更精密的雷射雕琢。可大幅度的降低術後產生重影的情形，且同樣對夜間視力也會有所改善。

■ 最佳矯正視力在1.0以下者

若是因高階像差所引起的視力問題，可經檢查後由醫師評估再接受前導波雷射。改善像差問題後，術後視力可提高到1.0以上。

然而，前導波雷射也是有所限制的；近視度數超過1200度的患者可能含有較多由視網膜所引起的像差；而視網膜的像差並無法以雷射消除，因此較不建議接受前導波的雷射。另外，前導波在檢查先前已接受過近視雷射的患者方面，目前FDA仍在評估的階段。因此對於雷射術後有度數回歸的病人而言，前導波的數據只能當參考用。

　　利用前導波檢查出高低像差的數據，再配合新型的準分子雷射對屈光不正的患者手術，能夠幫助術後視力標準的提升及視覺品質的改善；美國威斯康辛州立大學臨床教授John A. Vukich也引用美國海軍醫院的臨床數據，指出前導波雷射近視手術對術後夜間眩光、夜間視力降低的改善相對於傳統雷射近視手術最爲顯著。這個結果，對於很多害怕雷射手術導致夜視力不良而影響行車安全的近視族而言不啻是個福音。

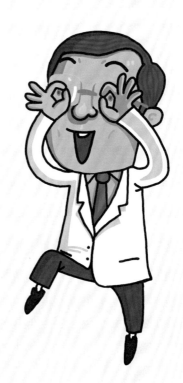

近視雷射手術案例分享

「戴隱形眼鏡好麻煩喔！眼睛常常覺得很乾，很不舒服。換戴上厚重的眼鏡，卻又醜醜的，亮眼不起來。到底該怎麼辦？」剛從大學畢業，有著汪汪大眼的病患安棋，在門診時很苦惱的對我吐露眼鏡一族的心聲，安棋的度數其實並不深，大約都在600度左右，兩眼沒有散光現象，角膜的厚度也足夠，正是非常適合做LASIK的人選。經過溝通後，安棋選擇了LASIK準分子雷射手術，摘掉眼鏡之後，安棋第一次回診，很興奮的說：「不用再戴厚厚眼鏡的感覺真好！戴眼鏡的時候，都覺得自己很呆、很醜，不好意思直視別人目光，現在可以丟開眼鏡，自由自在看世界，人也更有自信，感覺真美好！」

常常在門診時，遇到安棋這樣因為愛美而來做近視手術的病患，看著她們摘掉眼鏡，自信開朗的模樣，也都不自覺感染她們的興奮之情。然而並非每個人都像安棋具備了良好的眼球條件，可以重獲完美視力。尤其是高度近視患者，在接受雷射矯正前，更應接受詳細眼球生理評估，其中角膜厚度是影響高度近視能否做雷射近視矯正，及術後是否會產生不適應症最重

要的指標，角膜厚度若不足的話，術後容易產生嚴重的眩光、
度數回歸，以及角膜因太薄而產生前凸的後遺症。此外，雷射
光斑大小的選擇，亦是影響術後結果及後遺症產生的一大關
鍵。

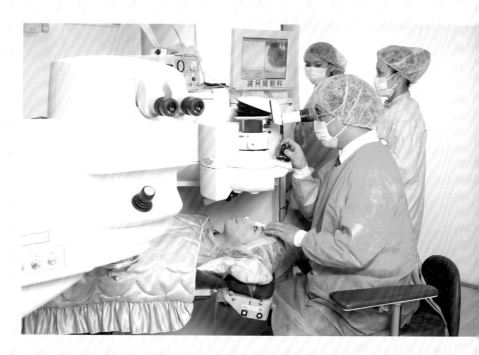

　　近年來由於雷射儀器的改良再加上技術的進步，接受雷
射近視矯正的病患日趨增多。在門診中，高度近視的患者（近
視度數800度以上）、中度近視的患者（近視度數400～800
度）、低度近視的患者（近視度數400度以下）約各占三分之
一。在術後滿意度的調查顯示，中度近視患者的滿意度為最

高（95%），低度近視患者次之（85%），高度近視患者最低
（75%）。

高度近視患者之所以滿意度最低是因爲其不適應症較多且
術後恢復時間較長。常見的不適應症爲夜間眩光、度數回歸、
乾眼症、視力浮動。爲了避免以上不適應症的發生，在術前應
仔細評估眼球的生理狀況，角膜厚度、弧度、乾眼症測試及視
網膜的健康情形是相當重要的。

Conventional Lasik 案例分享

林小姐

年齡：**27歲**

職業：從事編輯工作

病史：兩眼高度近視，長期配戴普通眼鏡，兩眼視力如下：

右眼視力 **0.01(0.6／-12.50 -2.00×170)**

左眼視力 **0.01(0.6／-13.00 -2.00×180)**

林小姐是典型高度近視的病患，由於工作所需要長時間用
眼，她戴隱形眼鏡的時間不多，平常都是鏡框式的眼鏡爲主，
但是長時間戴著眼鏡工作，常常感到偏頭痛、眼睛容易疲勞不
舒服。

經過詳細的度數測量以及一連串術前檢查，發現她的近
視度數高達1200度左右，合併散光整體度數幾乎達1500度！爲
了手術的安全，多次確認角膜厚度夠，並且沒有圓錐角膜的疑

慮，我為她安排了LASIK手術。她手術後恢復狀況良好，一週裸視度數如下：

右眼視力 0.6(0.7／-0.5 -0.5×177)

左眼視力 0.7(0.8／-0.25 -0.25×165)

手術四星期後兩眼裸視視力如下：

右眼視力 0.7 [ph=0.8](0.8／+0.25 -0.50×55)

左眼視力 0.8 [ph=0.8](0.8／plano -1.00×62)

手術過程相當平順，事前也告知過她視力可能無法達到1.0，若是她覺得會看不清楚、不滿意，可以在手術後六個月再次做前導波雷射手術，視力仍有進步的空間。

術後林小姐似乎已經很滿意了，可以拋開厚重的眼鏡，視力又比術前來的好，她也不想再加做前導波治療，不過我還是

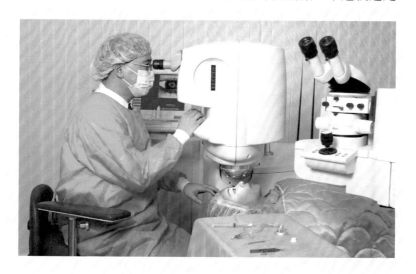

建議她，如果視力想要更好，再過六個月左右的時間還是可以再加做前導波治療，以達到更完美的視力。

雷射近視度數大約在六個月後趨於穩定，傳統的雷射手術可消除掉低階相差90%以上，因此大多數的病患都相當滿意，不過，對某些瞳孔較大、夜間視力較差的病人，可考慮加做前導波以消除掉高階相差。

IR Fourier Wavefront Lasik 案例分享

劉先生

年齡：**34歲**

職業：從事健身教練

病史：兩眼高度近視，長期配戴隱形眼鏡，兩眼視力如下：

右眼視力 0.05(0.8 / -9.0 -2.25×176)

左眼視力 0.05(0.8 / -8.75 -2.00×166)

沒有戴眼鏡的時候，劉先生的眼前常霧茫茫一片，早上起來時，甚至連眼鏡都要摸半天才找到，相當不方便，一般工作的時候需要配戴隱形眼鏡，戴了幾小時後，就發現眼睛紅腫刺痛，儘管已經知道無法再配戴下去，但是工作又讓他必須要配戴下去，只得勉強自己戴上隱形眼鏡，長久下來眼睛負擔越來越重，於是到診所希望藉由近視手術，解決他的煩惱。經過詳細的度數測量以及一連串術前檢查，我們決定爲他做LASIK雷射屈光手術，加上前導波，讓他的視力品質更完美。手術後隔

天裸視度數如下：

　　右眼視力 0.8(0.8 / -0.75 -0.5×168)

　　左眼視力 0.8 (0.9 / -1.0 -0.25×160)

　　手術一星期後兩眼裸視視力如下：

　　右眼視力 1.0(1.0 / -0.5 -0.5×177)

　　左眼視力 1.0(1.0 / -0.25 -0.25×165)

　　現在，他早上起床再不需要急著找眼鏡，也不用強忍不舒服一整天戴著隱形眼鏡，回診時他笑容滿面的表示，真開心這樣便利的生活，摘掉眼鏡，運動健身起來更得心應手，也更舒暢痛快呢！

　　雷射近視度數大約在六個月後趨於穩定，除非病患本身度數持續再變化，又或有其他眼疾，否則度數不會再有大的變化，因此這次，劉先生真的可以徹底擺脫掉笨重的眼鏡，輕盈投入他的健身事業囉！

Epi-Lasik 案例分享

王小姐

年齡：28歲

職業：美容專櫃小姐

病史：兩眼高度近視，長期配戴隱形眼鏡，兩眼視力如下：

右眼視力 0.04(0.8 / -9.5 -2.00×172)

左眼視力 0.04(0.8 / -10.0 -2.50×166)

　　王小姐因為工作關係長期配戴隱形眼鏡，一整天工作下來，常常覺得眼睛很乾澀，經過術前的檢查之後，發現王小姐的角膜厚度不夠，因為雷射術後，除去角膜瓣厚度外，殘餘的角膜厚度必須大於 250 μm厚度，以預防術後圓錐角膜的發生。在高度近視的病患身上，常常沒有足夠角膜厚度的空間可用以完全矯正近視及散光。我建議她選擇Epi-LASIK，能免去角膜瓣的切割，因此多出許多雷射光切割的治療空間，非常適合角膜厚度不夠的病患。

　　手術一星期後兩眼裸視視力如下：

右眼視力 1.0(1.0×-0.25/-0.25×171)

左眼視力 1.0(1.0×-0.5/-0.75×165)

　　然而Epi-LASIK因為是在角膜上皮削切，所以術後一個星期內會比較有疼痛感，這些症狀都會隨上皮癒合而減輕，不需要擔憂。

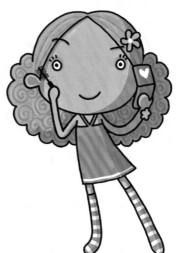

飛秒無刀雷射新趨勢

過去近視雷射手術雖然成效不錯，但因為有一些人害怕動刀，或是由於眼睛太小而需要先剪眼尾，往往會令人裹足不前，最新型的IntraLASIK無刀雷射問市，突破過去以板層刀切開角膜的方式，可提高精準度，所用的撐眼器小得多，瞇瞇眼的患者不必再承受額外的眼部傷害。特別分享一些適合選擇無刀雷射的案例。

Intra-Lasik 案例分享 1

郭小姐

年齡：**27歲**

病史：**解決角膜特殊的困擾**

因為愛美常戴隱形眼鏡，又愛化眼妝的郭小姐，常常有眼妝微粒掉進隱形眼鏡裡，感染成急性結膜炎的困擾！好幾次到診所諮詢，想要做近視雷射手術，雖然兩眼度數才700度，不過因為她的角膜弧度太陡，不能用傳統的雷射手術矯正，直到最近飛秒無刀雷射引進臺灣，流行資訊消息靈通的她，很快就到診所詢問飛秒雷射的消息，經過詳細的術前檢查，我決定使用飛秒無刀雷射處理她角膜特殊的因素，還她美麗新「視界」，現在她終於比較少到眼科報到，可以當個健康的亮眼美人。

Intra-Lasik 案例分享 2

蘇小姐

年齡：32歲

病史：瞇瞇眼也有春天

　　蘇小姐是一名高度近視患者，高達1000度的近視讓她吃盡苦頭，多年前她就曾經到診所來諮詢，希望改善高度近視的困擾，她的術前各項檢查都合乎標準，角膜厚度也足夠，卻因為她的眼睛過小，無法將手術必需使用的撐眼器放進眼睛，若執意進行手術，必須剪眼尾才能把撐眼器放入眼裡，因為不建議她承受這樣額外的皮肉傷害，所以沒有幫她動傳統的雷射手術。在飛秒無刀雷射問世後，由於手術使用的撐眼器比以往小，蘇小姐不需要剪眼尾就能進行手術，經過兩年的等待，終於擺脫眼鏡惡夢，重拾瞇瞇眼的春天囉！

Intra-Lasik 案例分享 3

王同學

年齡：**23歲**

病史：**克服高度近視＋角膜過薄**

　　飽受高度近視之苦的王同學，因為近視太深、角膜過薄，好幾次從診所敗興而歸，王同學說：「看著身邊的朋友們，一個個都在享受雷射近視後的便利生活，我只能繼續透過沉重的鏡框、以及越戴越乾的隱形眼鏡看世界，這種感覺真的讓人有莫名的無助。」

　　因為傳統板層刀所能製作角膜瓣厚度在110～160微米（微米＝萬分之一公分）之間浮動，若患者原本的角膜厚度扣掉需製作角膜瓣的空間，最後剩下的角膜基質床厚度不足250～350微米，基於手術安全性的考量，醫師通常會婉拒患者接受手術的要求。對高度近視患者來說，眼軸因壓力而拉長導致角膜厚度比常人更薄，能夠用來製作角膜瓣的空間就變小，手術的風險也就大大提高。恰逢無刀雷射引進，我建議他接受無刀雷射手術，原本兩眼約1200度的視力，加上200度的散光，治療後兩眼視力回到1.0，王同學開心的表示，少了笨重的眼鏡，生活便利許多，和朋友相處起來也更自信滿滿了。

　　這一、二年眼科門診中發現民眾越來越在意眼部保養問題，除了擺脫近視眼鏡之外，摘掉眼鏡後也開始著重臉上許多無所遁形的缺點，像是黑眼圈、雙眼皮、眼瞼下垂、魚尾紋等等，造成了另一波微整型的需求，「眼睛是靈魂之窗」，好好保健美麗雙眸，絕對是人氣加分的第一步驟。

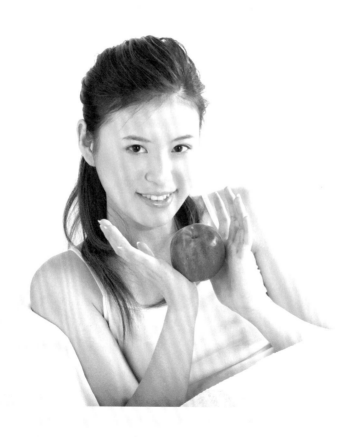

近視雷射手術過程大揭露

一、術前檢查

當你決定要接受近視雷射手術前，除了充分了解手術過程，更重要的是，在雷射術前一定要先接受過完整的評估。那麼，怎麼樣才算是完整的評估呢？其實，手術前除了精準的驗光確定度數外，還需要你的角膜厚度、瞳孔大小、角膜地圖、角膜弧度、淚液分泌、以及散瞳後的度數等數據，有了這

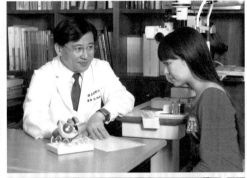

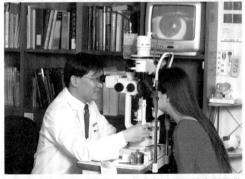

術前醫師與患者需做好充分溝通與完善的檢查和評估。

些數據後，才能使醫師和諮詢人員能充分了解你的狀況，根據個別情形，給予最完整的評估。術前檢查中以角膜厚度的檢查為最關鍵，角膜厚度的多寡影響高度近視是否能做近視雷射矯正，及術後是否會產生不適應症最重要的指標，角膜厚度若不足的話，術後容易產生嚴重的眩光、度數回歸，以及角膜因太薄而產生前凸的後遺症，最嚴重的話甚至需要角膜移植。

術前十項檢查

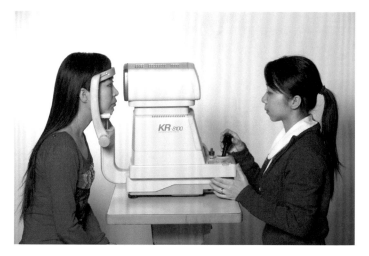

1.散瞳前度數：
利用電腦驗光機測量近視、散光概略度數。

2.角膜弧度：
利用電腦驗光機測量計算角膜弧度。

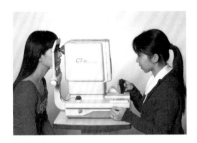

3.眼壓測量：
篩選正常眼壓（20mmHg以
下）避免青光眼患者。

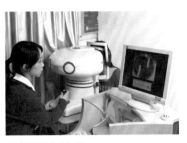

4.角膜地圖儀：
檢查角膜、瞳孔大小、角膜
厚度的最薄點、角膜各部位
厚度，前房深度、視軸與視
線的夾角（kappa）、精確角
膜散光、弧度圖譜、角膜上
皮、內皮圖譜。

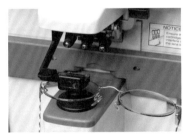

5.眼鏡度數：
驗光時參考用。

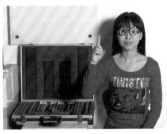

6.最佳矯正視力：
檢查出最適合的度數。

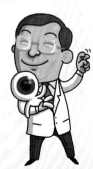

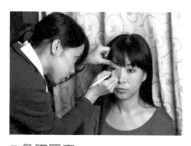
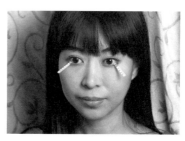

7.角膜厚度：
精確測量角膜厚度。

8.淚液測試：
測量淚液質與量的品質。

9.散瞳後度數：
放鬆睫狀肌預防假性近視。

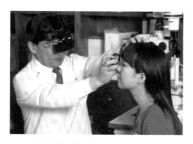
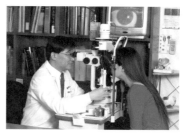

10.眼底鏡檢查：
檢查視網膜、黃斑部。

11.最後再點散瞳藥水、裂隙
燈檢查及眼底鏡檢查。

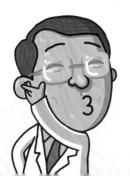

全部檢查共需費時約60分鐘，檢查完成後，再與醫生討論矯正度數，術前檢查當天因需散瞳，故勿騎機車或開車，盡量搭乘大眾交通工具。

手術前貼心提醒

1.如果術前有配戴軟式隱形眼鏡，請於手術前三天停止配戴隱形眼鏡。如果配戴硬式隱形眼鏡，請於手術前二星期前停止配戴。

2.術前飲食方面並無禁忌，但避免抽菸、喝酒或服用鎮靜劑類藥物。

3.手術當日衣著要輕便舒適，臉部及眼部不可化妝。

4.病患應於手術前安排好回程交通工具（避免自己開車），工作預先請假，術後定期追蹤等事宜，最好手術當日有人陪伴。

5.若有特殊眼疾或藥物過敏，請事先通知醫師。

二、手術步驟

首先為病人點局部麻醉劑，手術部位經過無菌消毒後，以自動精細角膜切割儀器切出角膜瓣後，請病人注視雷射儀器內的紅燈閃爍目標，校對角膜中心位置，設定欲矯正的屈光度數和光學區大小，開始施行準分子雷射使度數降低，此時病人會聽到雷射的聲音，之後再復原角膜瓣，整個手術時間約十分鐘。角膜塑造厚度則取決於矯正的屈光度數，術後給予抗生素及消炎眼藥水。

詳細步驟：

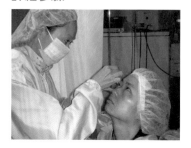

1. 護理人員會送病人至雷射室，並爲病人換上手術衣、手術帽，且會先爲病人點預防感染用的抗生素。

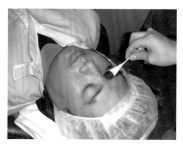 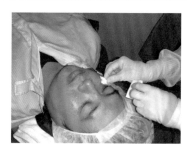

2. 安置病人於雷射床上後，首先護理人員爲病人點局部麻醉劑，無菌消毒手術部位後，鋪上無菌頭巾，此時病人眼部呈無菌狀態。

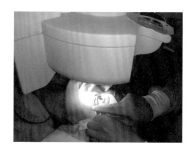

3. 醫生就位後，會將張眼器放入病人眼中以協助眼睛張開，病人會有眼皮緊拉的感覺。

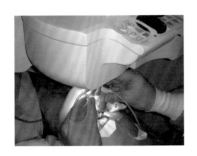

4. 接著會要求病人注視閃爍的雷射紅燈，且以自動精細角膜切割儀切出角膜瓣後，請病人注視閃爍雷射紅燈，並校對角膜中心位置。

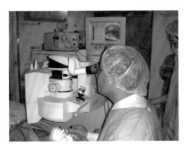

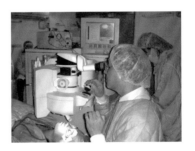

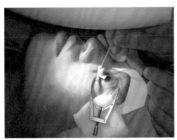

5. 設定矯正的度數和治療範圍，開始施行準分子雷射，此時病人會聽到雷射的聲音一般在60秒內，待雷射結束後，將角膜瓣復原蓋回，一眼大約5分鐘，即可順利完成手術。

6. 由護理人員送至休息室，於休息15分鐘後，經醫師再次檢查後才可返家，回到家6小時內盡量閉眼休息，可使傷口癒合速度加快。

手術後，由護理人員解說術後眼部保養等衛教資訊

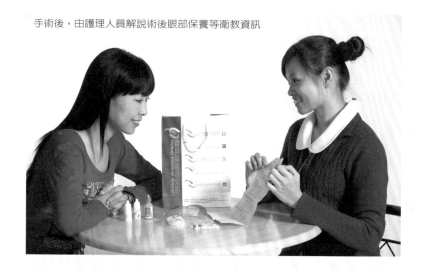

三、術後照顧時程

當日手術後

1.手術後當天，你可能會有稍微流淚、異物感、畏光、視力仍呈現模糊狀態等症狀，無須過度緊張，約4～6小時後會逐漸清晰，回家後盡可能立即睡覺休息，將會明顯地改善，隔天此狀症會逐漸消失而看遠裸視力則在一天後會顯著地進步，度數高的人可能會稍慢一些。

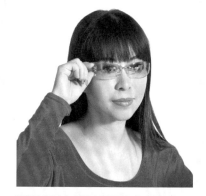

術後外出時立刻戴上護目鏡或平光眼鏡

2.雷射手術24小時後即可搭乘飛機。

3.術後外出時最好立刻帶上護目鏡或平光眼鏡，避免風吹及陽光曝曬，並在朋友或家人陪伴下盡快回家休息，或自行搭乘大眾運輸工具回家休息，但絕不可自行駕車離去。

術後一週內

1.前三天給予眼罩，請於夜間睡眠時貼帶，以避免睡眠狀態時壓迫或揉到角膜並需注意個人衛生，盡量避免用雙手觸碰眼睛以防止細菌感染或角膜移位。

洗澡：請勿將水沖到眼睛，以免引起眼睛不適。

洗髮：盡可能到美容院洗髮，或戴沒度數的蛙鏡洗髮。

洗臉：可像做臉一樣將洗面乳塗抹在臉上，避開眼睛周圍，再用濕毛巾擦乾即可。

2、視力未完全恢復前，避免在夜間駕駛。

術後兩週內

外出時請戴護目鏡或太陽眼鏡，睡覺時要戴眼罩保護，眼部不可化妝，最好避免劇烈的運動。

術後兩～四週

可化淡妝，不要用力揉眼睛，除了醫師指示外，不要使用另外的眼藥水，同時避免髮膠類之定型噴霧水……等。

長期注意事項

近視度數高的人是視網膜剝離的高危險群。根據統計，做完雷射視力矯正手術的人，並不會增加視網膜剝離的併發症；但有下列情況時，必須立即回診：眼前飛蚊黑點大量增加，視

野產生暗影飄動，或視力突然下降，時好時壞，視物變形時，即有視網膜剝離之可能，須立即治療不可拖延。

術後用藥須知

一般會給眼藥水或口服藥，一定要依醫師指示用藥，依照醫師所開之消炎、鎮痛口服藥，一天四次服用。術後給予類固醇、抗生素及人工淚液藥水並按醫生的指示按時點藥。

■ 類固醇眼藥水：可幫助傷口癒合。

■ 抗生素眼藥水：預防傷口發炎及感染。

■ 人工淚液：改善眼睛乾澀的狀況。

貼心小提醒：

1.眼睛分泌物過多時，應以清潔上、下眼瞼為主，不可觸及眼球內部。

2.藥物應置於陰涼、暗處，不可置於高溫或陽光照射之處。

3.若同時使用藥水及藥膏時，應先點眼藥水，5分鐘後再點眼藥膏。

4.點藥前先洗淨雙手，並準備好點藥用物品。

5.以棉棒或紗布清潔上、下眼瞼，不可碰及眼球及不可反覆擦揉。

6.點藥時頭稍微向後仰，滴管不可觸及眼球部分。

7.點藥後輕閉眼睛，及稍微輕動眼球，使眼藥均勻分散吸收。

8.若有眼角膜開刀者（RK或LASIK），白天可戴護眼鏡，

晚上睡覺時蓋上眼罩以防眼睛受撞擊，再以膠紙固定。使用護
目鏡期間約一星期至一個月（視需要而定），眼罩約三星期。

　　9.口服藥以止痛藥及胃藥為主，如術後不痛時不必使用。

　　10.使用藥物應遵照醫師指示，或藥袋上的說明方式使用。

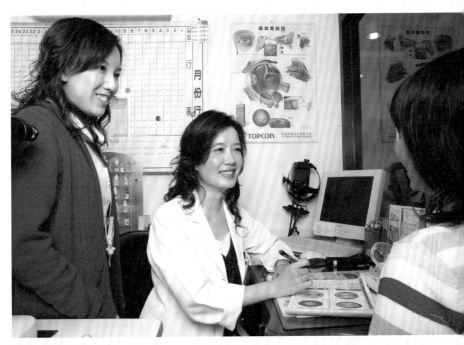

術後記得定時複診

雷射手術後不適應症與可能產生的後遺症

不適應症

乾眼症：準分子雷射術後會產生眼睛乾澀（三至六個月會痊癒），或用藥不當、疲勞過度也會使眼睛乾澀，可使用淚管插栓治療，不需手術且快又安全，不需取出三個月後自行溶解。

眩光：在夜間你會覺得對面的車燈或光線刺眼。通常起因於瞳孔大小的變化（白天小、夜間大），容易發生在度數較高而角膜厚度較薄的病人身上，約兩個月後會痊癒。

畏光：術後兩週內，眼睛對光線有敏感的現象，可戴太陽眼鏡來改善，約兩個月後會痊癒。

視力浮動：早、晚視力會有輕微變化，但多會漸漸穩定，年輕人「看遠」的視力會比「看近」的視力先恢復，約一個月會痊癒。

眼壓增高：少數人會對類固醇消炎藥物反應，造成眼壓增高，只要停藥並加上短暫適用降眼壓劑即可恢復，約一個月後會痊癒。

可能產生的後遺症

1.欠缺矯正及回歸：有些人在接受雷射手術一段時日後
（六個月內），有開始趨向於近視，稱之為回歸。一般程度都
很輕微，通常發生於高度近視的人。若經醫師評估後覺得適
合，可再手術矯正回來。

2.過度矯正：如果持續過度矯正，一段時間後，可利用手
術矯正回來。

3.不規則散光：術後三個月僅有少數病人會有不規則散
光，嚴重者可戴眼鏡（或隱形眼鏡）矯正或再次雷射治療。

4.角膜混濁：多數病人在術後一至三個月內會有輕微的角
膜混濁（**PRK**手術者較常見），此為正常現象，大部分不會影
響視力。較明顯的角膜混濁可再重複雷射手術。

5.角膜發炎或潰瘍：機會非常少，小於千分之一，因為雷
射光本身能殺菌，但角膜上皮未長好之前，仍要注意清潔。若
不幸發生感染，醫生會針對致病菌給予適當抗生素治療。

在併發症中，偶爾可見到有畏光或夜間視力下降的情形。
畏光通常只有在術後幾天才發生，傷口穩定後，通常這種情形
就會消失；至於夜間視力下降則和手術切除過多角膜組織及切
除範圍過小有關係。

有些病人在夜間瞳孔放大的程度會超過0.6公分，在開刀後
有可能會發生夜間看車燈會產生重影或炫光的干擾，在國外有
少數嚴重患者夜間無法開車。這種併發症可藉術前的詳細檢查
瞳孔大小，及慎選較大的雷射範圍來避免。

　　近視手術既然是一種非必要的美容手術，那麼它的安全性一定要相當的高，患者最關心的問題是「會不會失明？」的確，在十幾年前技術不成熟的時期，有千分之一的機率會因機器問題、操作不當、傷口感染而失明。以目前的機器及藥物的發展，幾乎已不可能有這種嚴重的併發症。

　　一般偶爾可見到的併發症為LASIK術中角膜瓣切割不完整，而可能造成皺褶、混濁及散光的問題。而打雷射的過程中，患者若頭部突然移動，或執行手術者對焦不準，會造成雷射切削不均勻，導致度數矯正不正確或不規則散光。這些併發症會造成術後視力品質部分下降，但絕不會有失明之虞。

　　若發生上述情況，有部分患者可經由第二次雷射手術來矯正散光或度數不準的問題。但若太過於嚴重的話，有可能視力永久下降，例如最佳視力由1.0降到0.7或0.8。目前國外有新型雷射儀器，可針對這些先前雷射手術不順利的患者進行再治療，但須等待三到五年後，此項技術才會更趨於成熟。

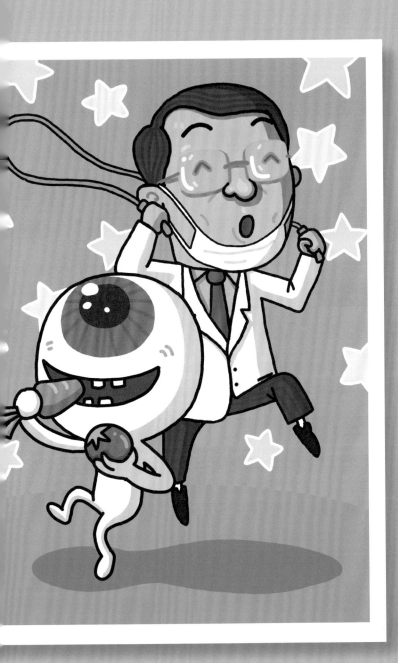

4

眼睛保健DIY

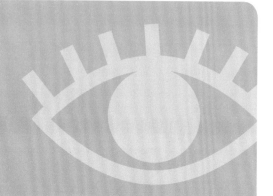

「眼睛是靈魂之窗」，隨著時代進步，每天用眼的時間較以往增加了一倍以上。加上「長時間」且「近距離」看書報、看電視、打電腦、上網，甚至於通宵熬夜，大量增加眼睛的負擔，造成眼睛疲勞；也缺乏凝視遠方、多看綠色植物等適度讓眼睛得到休息的機會。再者，生活緊張、太過專注於工作，以致於眨眼次數過少，加上室內空調太過乾燥，使得淚液分泌不足、滋潤度降低，也會造成雙眼乾澀、發紅，甚至會引起細菌感染或得到乾眼症。這就是為什麼現代人視力不斷惡化，常覺得眼睛疲勞、乾澀、發炎、提早老化，甚至伴隨黑眼圈、假性近視、頭痛、肩頸痠痛的主要原因。

另外，近年來兒童近視率不斷升高，近視年齡不斷下降，以及升學壓力的雪上加霜，使得沒有近視的成年人反倒成為稀有動物。因此，如何保養雙眼、消除眼睛疲勞、預防視力減退及老化，成了現代人重要的課題。在此，提出幾種簡單的眼睛保健DIY供讀者參考。

一、永保晴亮的眼部運動

1.眨眼運動：

先用力閉起眼睛，再慢慢睜開；重複5～10次。可在工作中的休息時間做這個運動，避免眼睛過度乾澀、疲勞及充血。

1 用力閉眼　　　　　　　2 慢慢睜開

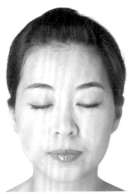 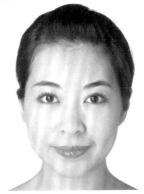

2.眼球運動：

可放鬆眼部肌肉，讓眼睛更靈活！

a.先閉上眼睛，眼球向上看3～5秒，再回到正中位置。接著再
分別向下、向左、向右看3～5秒，並回到正中位置。

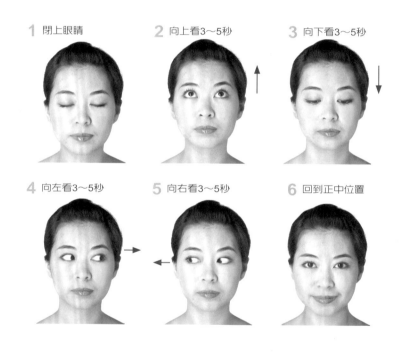

1 閉上眼睛　　2 向上看3～5秒　　3 向下看3～5秒

4 向左看3～5秒　　5 向右看3～5秒　　6 回到正中位置

註：左、右位置以模特兒示範方向為準，以下皆同。

b.閉上眼睛，眼球慢慢上下移動，來回5次。接著再分別左右移
動、由左上向右下移動、由右上向左下移動，各來回5次。

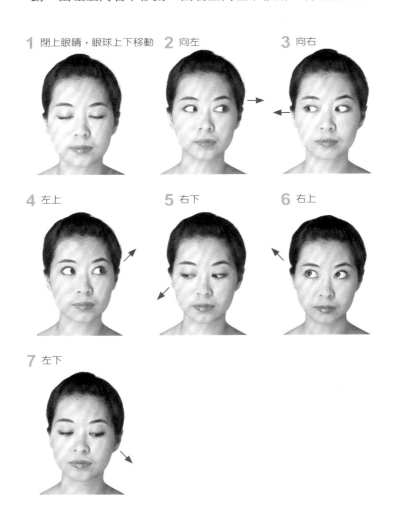

1 閉上眼睛，眼球上下移動　2 向左　3 向右

4 左上　5 右下　6 右上

7 左下

c.張開眼睛，眼球慢慢先逆時針轉動5圈，接著再順時針轉動5
圈。

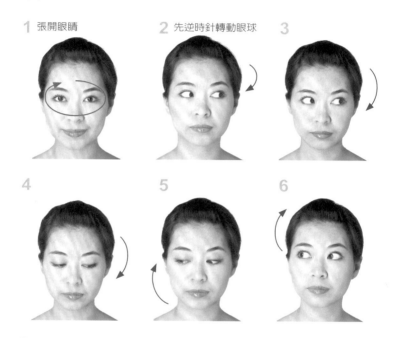

1 張開眼睛   2 先逆時針轉動眼球   3

4   5   6

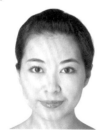

7 回到正中位置後，再反方向（順時針）重複上述動作

d.閉上眼睛，重複以上a～c的動作。

3.看遠看近運動：

　　長時間近距離用眼會造成眼睛疲勞、充血，所以每天抽空凝視遠方5秒後，再將目光轉移至身邊的景物5秒鐘，反覆數次即可。最好是假日到郊外眺望青山綠水，既可放鬆身心，又可保養雙眼！

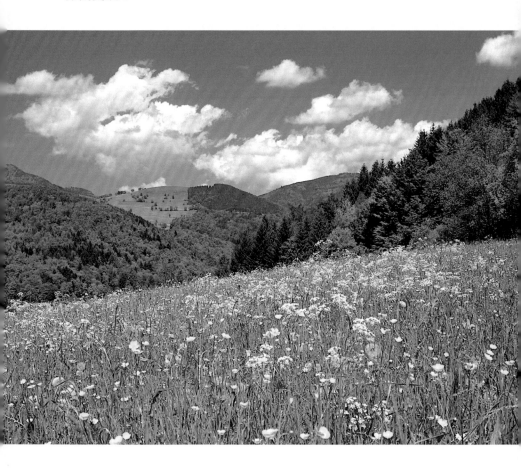

二、消除疲勞的護眼按摩

　　眼睛疲勞時，頸部肌肉會僵硬，眼睛四周的血液循環也會變差，所以會引起黑眼圈、假性近視、肩頸痠痛、頭痛等症狀。透過一些簡單的指壓與按摩，不但可以放鬆眼部肌肉、促進血液循環、消除眼睛疲勞，更可以預防視力減退及老化。

　　首先，在做眼部按摩之前，必須先洗淨臉部及雙手，之後可用熱毛巾熱敷5～10分鐘促進血液循環，再擦上適當的保養品或眼霜幫助潤滑。其次，若是身體不舒服或眼睛有發炎症狀，就不要進行按摩。再者，要注意力道，輕按至稍微有點痠麻的感覺即可，並不是用力按到痛才有效，也要小心不可以按到眼球。在眼眶周圍有許多常用穴道，包括攢竹、魚腰、絲竹空、童子髎、承泣、四白、睛明穴及太陽穴等等。適度的按壓、刺激這些穴位，即可達到效果。以下介紹幾種簡單又實用的護眼按摩法：

眼部常用穴道

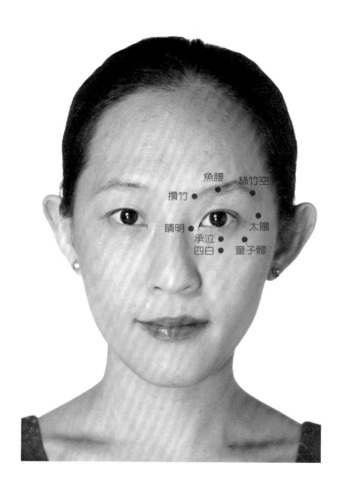

步驟1：輕閉雙眼，雙手握拳，以食指的近端關節，輕按第159
頁穴道圖所標示的穴位，輕按壓眼眶周圍，由睛明穴開
始，各穴位按壓5秒，重複3～5次。亦可用雙手食指指
腹進行上述動作。

1 輕閉雙眼
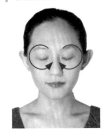

2 由睛明穴開始
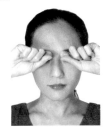

3 各穴位按壓5秒
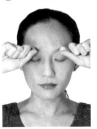

4 繞眼周穴位一圈
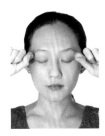

5 最後再回至睛明穴，並重複上述動作3～5次
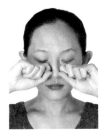

步驟2：輕閉雙眼，雙手握拳，以食指的近端關節，由眼角沿著
上眼眶輕向外推至眼尾。之後再由眼角沿著下眼眶輕向
外推至眼尾，重複3～5次。

1 輕閉雙眼

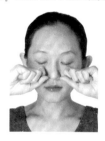

2 由眼角沿上眼眶輕推

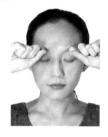

3 推至眼尾

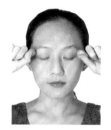

4 由眼角沿下眼眶輕推

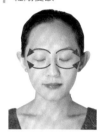

5 推至眼尾

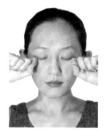

步驟3：輕閉雙眼，雙手手掌互相摩擦搓熱後，將手掌拱起，
以掌心對著眼球（以避免壓迫眼球），覆蓋1分鐘。接
著，再將雙手搓熱後，手掌覆於眼上，分別以順時針及
逆時針方向各輕轉10圈。最後，同樣地將雙手搓熱後，
手掌由眼窩輕推至太陽穴，並停留在太陽穴上，以順時
針方向輕轉10圈。

1 輕閉雙眼　　　　2 手掌摩擦搓熱　　　3 將手掌拱起

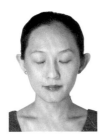 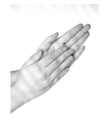 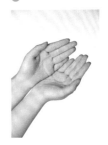

4 輕覆蓋眼上1分鐘，　5 最後手掌由眼窩
　再順、逆時針輕轉10圈　　輕推至太陽穴並
　　　　　　　　　　　　　順時針輕轉10圈

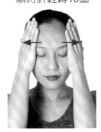

想要擁有明亮有神的雙眼，必須配合規律的生活習慣、眼睛適度的休息以及適當的保養才能達成，更重要的是要能夠持之以恆！每天抽空做做眼部運動及眼部按摩，短時間內就能讓你獲得意想不到的效果喔！

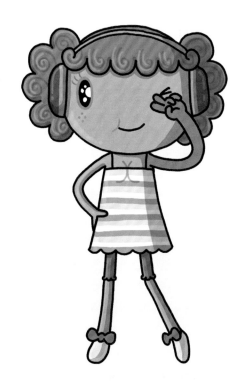

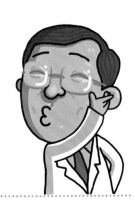

三、護眼食療

1.吃出眼睛的健康

常常有民眾問我：怎樣的飲食才能促進眼睛的健康？其實眼睛保健首重均衡的飲食，進而從中攝取各種抗氧化的維生素，提供眼睛保健足夠的滋養。

各種抗氧化的維生素，如維生素C和E，可排除人體內不正常堆積的氧化物，避免組織損壞，如果缺乏了，在眼睛將會產生早發性白內障反視網膜的退化，建議可以多攝取深綠色的蔬菜及各種水果，以補充維生素C，另外食用花生、核桃、松果等堅果類食物，也能適時補充足夠的維生素E。

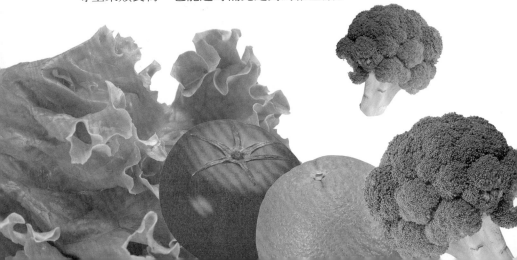

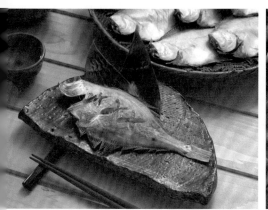
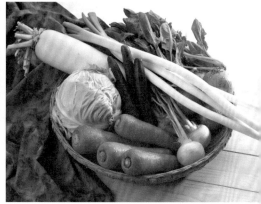

　　至於維生素A、鋅離子及高密度脂蛋白，對於眼睛機能的維護，疾病的預防，也都扮演著極為重要的角色。尤其是夜間視力不良以及乾眼症都與維生素A缺乏息息相關，維生素A的先質就是胡蘿蔔素，因此我們可以多食用紅蘿蔔、番茄……等蔬果，或是由深海魚類、魚肝油來補充維生素A。鋅與高密度蛋白對於視網膜的保健不可或缺，其中鋅的功用能預防老年性黃斑部病變；而高密度脂蛋白則可以促進血液循環、預防動脈硬化，有助於改善眼內血液循環，預防眼內出血及血管栓塞，兩者皆富含於海產之中。

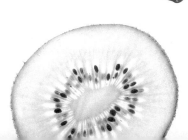
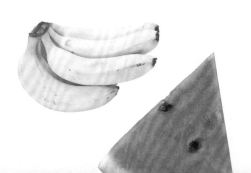

　　茲將相關食物與營養素的關係，整理如下：

食物與營養素

分類	如何攝取	缺乏時容易引起的眼睛疾病
維生素 A	魚肝油、奶油、肝臟、黃色蔬菜、胡蘿蔔、金針、黃色水果、牛奶、奶酪、蛋黃、深綠色蔬菜、柿子、木瓜、紅柿、橘柑	夜盲症、嬰兒會有網膜色素變性、乾眼睛、視網膜炎
維生素 B	啤酒酵母、黑帶糖蜜、蛋黃、豬肉、牛肉、全部穀類、內臟、小麥	失養性弱視、失養性眼球後神經炎、中央視網膜炎、視神經萎縮、眼睛麻痺
維生素 B2	啤酒酵母、黑帶糖蜜、牛奶、蛋黃、肉類製品、動物性蛋白質	虹彩色素變性
維生素 B6	肉類、肝臟、啤酒酵母、全穀類、扁豆、香蕉、核桃、綠葉蔬菜	眼角瞼結合膜炎
維生素 B12	蛋黃、動物性蛋白質、牛奶、內臟	視神經纖維出血、視神經纖維梗塞
維生素 C	橘子 、蘿蔔、鳳梨罐、甜菜、草莓、菠菜、番茄、西瓜、花椰菜	砂眼瘀斑、結合膜下、玻璃體、視網膜等起變化

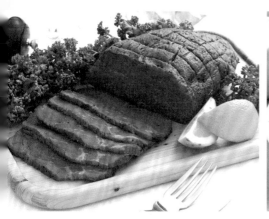
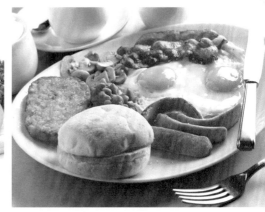

對眼睛有療效的營養素還包括：

■ **菸鹼酸**：瘦肉、家禽、魚、啤酒酵母、花生、牛奶和奶品、米糠、肝精等來攝取營養素。

■ **泛酸**：動物內臟、啤酒酵母、蛋黃、莢豆類、全穀類、小麥胚芽、鮭魚。

■ **維他命D**：鮭魚、沙丁魚、鯖魚、強化牛奶和奶品、蛋黃、動物內臟、魚肝油、鈣片。

■ **維他命E**：冷壓油、蛋、小麥胚芽、動物內臟、糖蜜、甘薯、葉類蔬菜、肝精。

■ **維他命K**：綠葉蔬菜、蛋黃、紅花子油、黑帶糖蜜、花椰菜、黃豆。

■ **維他命P**：柑橘類水果、紅醋栗、蕎麥。

■ **不飽和脂肪酸**：植物油、葵花子。

2.葉黃素對眼睛的好處

葉黃素是什麼？

類胡蘿蔔素（植物的色素成分）之一的葉黃素（Lutein）一經體內所吸收的話，就幾乎全數被貯存於眼睛的視網膜和水晶體上。貯存於眼睛當中的葉黃素可吸收活性氧（攻擊性較強的氧）、自由基、和紫外線及可視光線中藍白色的部分，以保護眼球內的組織。同時還可發揮強力的抗氧化力，以抑制水晶體及視網膜的氧化。

而透過這兩個階段的作用，不但可預防因氧化所導致的眼疾、視力衰退、眼睛疲勞等所有眼睛症狀，更可進一步維護眼睛的健康。

在自然界中超過六百五十種的類胡蘿蔔素參與植物光合作用，其中的葉黃素原存在於天然蔬果中，近年來成為頗受歡迎的健康食品，若常常喜歡逛有機食品的人不難發現，對於過去研究均指出葉黃素對於恢復和改善視力有相當的成效，可幫助視力病變包括老化性視網膜黃斑病變、乾眼症、飛蚊症、夜盲症等，皆具有某種程度上的改善效果。

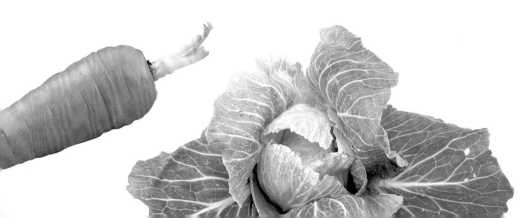

如何從飲食中攝取葉黃素？

深綠色蔬果是葉黃素及玉米黃素含量最高的食物，如菠菜、甘藍菜、綠花椰菜等。而高麗菜、南瓜等黃色的蔬菜含量也很豐富。

在一天的飲食中，我們可以選擇兩種深綠色蔬菜及一種黃色蔬菜來做搭配，每一種攝取一盤左右，就能夠攝取到一天人體所需的葉黃素及玉米黃素。由於葉黃素屬於脂溶性物質，因此其吸收率以在蔬菜中加油烹煮或打成汁來食用時，會比直接生吃來得高。

平常飲食中可促進視力健康的食物，可歸納爲「紅、黃、橘、紫」等四色蔬果，其中紅色如番茄、紅葡萄柚、西瓜，即擁有豐富的茄紅素；而紫色的黑莓、藍莓、櫻桃、蔓越莓等，也含有花青素；至於橘色的紅蘿蔔、南瓜、甘薯，含有豐富的ß胡蘿蔔素；而黃色的柑橘、柳橙、花椰菜、小黃瓜、奇異果等，也富含葉黃素。

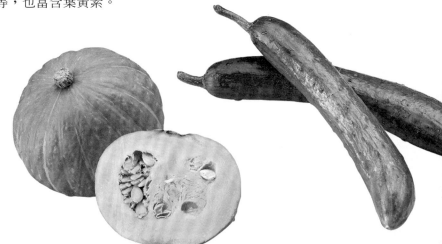

3.電腦族漢方護眼茶飲：明目養肝茶

適合「乾眼症」患者

＜茶方一＞

　　藥材：白杭菊3錢、羅漢果1個。

　　作法：藥材洗淨，加水500CC以大火煮滾，再轉小火續煮
　　　　　10分鐘即可。

＜茶方二＞

　　藥材：枸杞子4錢、白杭菊、桑葉各2錢、穀精草1錢。

　　作法：菊花、桑葉、穀精草，加水1000CC以大火煮沸，轉
　　　　　小火續煮15分鐘，去渣取汁，加入枸杞子再悶5分鐘
　　　　　即可。

＜茶方三＞

　　藥材：生地黃3錢、白杭菊、枳穀各1錢、天門冬3錢。

　　作法：藥材洗淨，加水500CC以大火煮滾，轉小火續煮10
　　　　　分鐘即可。

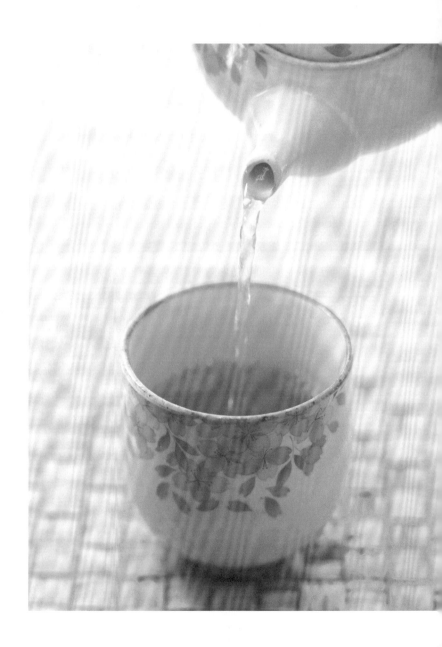

四、現代文明病：乾眼症

眼睛乾澀儼然已成為現代文明病，其中以中、老年人占大多數，尤其是停經後婦女為數更多，不過近年來有乾眼問題的年輕人口快速成長攀升，追究其生活型態，包括使用電腦，長時間上網、看電視，長期配戴隱形眼鏡以及空調環境等，都讓這群年輕族群提早面對「乾眼」困擾！眼睛的淚液膜是由油脂層、水液層及黏液層組成，任何一層分泌不足，都可能影響淚液功能，而造成乾眼症。眼睛鬧水荒可不是鬧著玩的，由於乾眼所引起的相關後遺症，可能是罹患其他眼睛疾病的開端。另外部分乾眼症患者無法分泌足量的淚水潤滑眼睛，可能的原因包括：

1. 年紀老化造成淚腺退化。

2. 停經婦女荷爾蒙影響、藥物等所致。

3. 某些外來因素也會造成乾眼，包含：處於乾燥的環境、工作壓力大、睡眠障礙、免疫系統疾病、長時間盯著電腦螢幕、配戴隱形眼鏡等。特殊的情形，如剛做完近視雷射手術眼睛也較容易出現短暫眼睛乾澀情況，其他如泡溫泉、騎機車、

處於充滿煙的環境等，都容易引發乾眼症狀。

　　4. 疾病引起：眼瞼腺炎、紅斑性狼瘡、關節炎等患者，也都會因為淚液品質改變或不穩定引起乾眼。

　　乾眼症的症狀隨著個人體質的不同而異，除了眼睛乾澀外，也伴隨著紅、癢、模糊、畏光、流淚、刺痛、易疲勞、灼熱感、異物感，或出現白色分泌物等症狀，甚至淚流不止，尤其在早起或傍晚時眼睛都會覺得特別乾澀。

　　至於乾眼症的診斷，眼科醫師採用「淚水測試」。正常人5分鐘內淚水分泌量可沾溼試紙達10mm，一旦淚液分泌少於

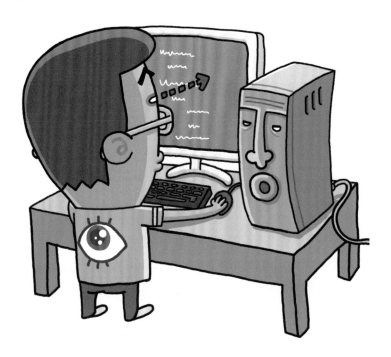

5mm，你可就罹患乾眼症了，治療乾眼症必須找出病因來對症下藥。乾眼症屬於慢性病，不易根治，若不好好追蹤檢查，嚴重可能導致角膜病變影響視力。所以乾眼症的預防及治療，需要每方面兼顧才能有成效，除了要保持正常生活、充足睡眠和均衡飲食，注意周遭環境及用眼習慣，避免眼睛的發炎及傷害，並多注意給予眼睛補水的動作，養成正確的用眼習慣，包括：

　　1. 使用電腦時，螢幕高度要與眼睛平行或稍下方，這樣可使眼球暴露面積較小，減少淚液的揮發。

　　2. 長時間閱讀或者使用電腦時要定時休息（每隔50分鐘，休息5～10分鐘），注意眨眼次數及幅度，這樣才能避免眼睛鬧水荒。而當自己或家人，出現眼睛乾澀不適的症狀時，應儘速至眼科接受診斷及治療。

乾眼症治療──認識人工淚液

　　緩解眼睛乾澀主要點用人工淚液是最普遍的治療方式，以補充淚水及調理不健康的淚水成分。

　　我們可以使用人工淚液來治療，一般傳統人工淚液分為藥膏、藥水、凝膠等三大類別，濃度、黏稠度皆不同，可依個人之適應情況選用。

　　對於市售人工淚液繁多，我建議幾項選用依據：

　　1. 首先要具有中性的酸鹼值，以免對眼睛造成刺激。

　　2. 濃稠度要與健康的淚液相當。

3. 要含有特殊高分子聚合物，才可維持類淚膜一定厚度，潤滑眼球，使水分均勻分布於眼睛表面。

4. 防腐劑也是重要考量的因素。

近來國外醫學界提出「乾眼症診療的新觀點」，乾眼症與眼睛的發炎有著密切的因果關係，治療方法可藉由增加淚液以及保護眼睛，來除去眼睛發炎所造成的傷害。

乾眼症除了用人工淚液補充水分外，平時也可以多用熱毛巾熱敷眼部，每天3～4次，每次10分鐘，若有配戴隱形眼鏡者，可要減少配戴時間了。

電腦族眼睛保水祕笈

資訊科技時代來臨，電腦使用的普及，不少長期在電腦前工作的朋友常常會覺得眼睛乾澀、視力模糊，這其實很可能就是乾眼症的早期表現。提醒各位讀者，對這種狀況不可掉以輕心。

　　根據美國全國職業保健與安全研究所的調查顯示，每天在電腦前工作3小時以上的人之中，有90%的人眼睛有問題，表現症狀是：眼睛乾澀、頭痛、煩躁、疲勞、注意力難以集中等，這種電腦視力綜合症就是典型的乾眼症。日本眼科醫學會的調查結果也顯示，每3名長期面對電腦螢幕的工作人員中，就有1名患有乾眼症。因此，在電腦前工作的人需要特別注意保護眼睛。

　　淚液主要有三大功能：一是濕潤眼球；二是保持眼球的潔淨；三是與眼屈光有關。如果淚液分泌太少或者蒸發過多，角膜表面和結膜表面得不到足夠的滋潤，看東西時，就會出現視物不清、眼睛痠澀等狀況。而眨眼是一種保護性的神經反射作用，使淚水均勻地塗在角膜和結膜表面，以保持其潤濕。正常人每分鐘眨眼約為10～20次，倘若長時間凝視電腦螢幕，眨眼次數常減少至每分鐘4～5次，眼睛便會感到乾澀。

　　防治乾眼症，最重要還是讓眼睛充分獲得休息。若是無法避免與電腦為伍，我建議電腦螢幕上顯示的亮度應為周圍光線的3倍左右，螢幕的上端稍微低於視線10～15度，眼睛與電腦螢幕距離要保持在30cm以上；在電腦前每工作1個小時，就應該閉目休息10分鐘，並用手按摩放鬆眼部周圍的肌肉，或者眺望遠處的景物等；此外，也可使用一些人工淚液來滋潤眼睛，或刻意增加眨眼的次數，在飲食方面，可多吃富含維生素A的食物，例如胡蘿蔔和動物肝臟等。

　　別漠視乾眼症，往往一開始只是感到眼睛乾燥和痠澀，

眼睛尚處於功能性損傷的階段，但是如果這時還不注意保護眼睛，持續讓你的眼睛長期處於乾燥的狀態，則可能引起角膜上皮細胞的脫落，造成器質性的損傷，當症狀進一步惡化，則可能嚴重影響視力。

　　最後還是要再次叮嚀你，注意生活飲食規律正常，避免熬夜，才是眼睛保健根本之道。

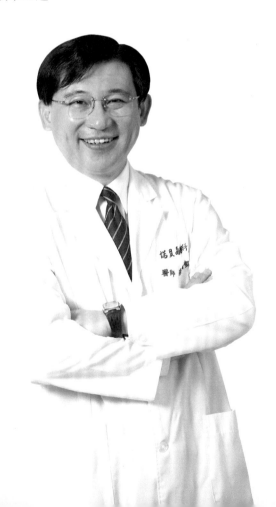

五、眼睛也要防曬！
選對太陽眼鏡鏡片！

　　大部分人知道皮膚要防曬，其實眼睛也要防曬。

　　所謂防曬指的是阻隔陽光中的紫外線照射，因為紫外線在眼睛可能引起許多病變，包括眼皮腫瘤、翼狀贅片、光角膜炎、白內障以及黃斑部退化。其實，可見光中的藍光，也可能造成視網膜退化，所以正確的眼睛防曬，應包括紫外線與可見光的藍光波段。

　　至於要如何防曬呢？戶外防曬除了撐洋傘、戴帽子，最重要的就是選擇一副適當的太陽眼鏡。

　　一般人在選擇鏡框的時候大多只考慮美觀及舒適性，在此以防曬角度，提供讀者選擇太陽眼鏡的四大重點：

　　1. 鏡面的大小：鏡面越大提供較大的遮蔽面積。

　　2. 眼鏡的服貼度：眼鏡越服貼，鏡片與眼睛之間的距離越短，則光線較不易從上下或側面穿入，防曬效果就越好。

　　3. 鏡片方面：要避免藍色光入侵，可以選戴灰色、茶色或綠色鏡片的太陽眼鏡，避免使用藍色鏡片的太陽眼鏡，很多人

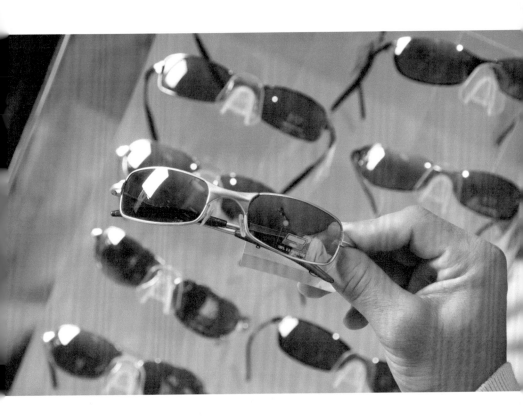

以為鏡片顏色越深，防紫外線效果就越好，其實深色鏡片只是阻絕了較多的可見光，與紫外線沒有必然的關係。

4. 防紫外線的效果最主要決定於鏡片的材質，效果最好的是「聚碳酸脂鏡片」，也就是一般俗稱的「太空鏡片」；其次是樹脂鏡片，但是如果經過抗紫外線鍍膜處理，則可以達到與太空鏡片類似的效果，最差的是玻璃鏡片。

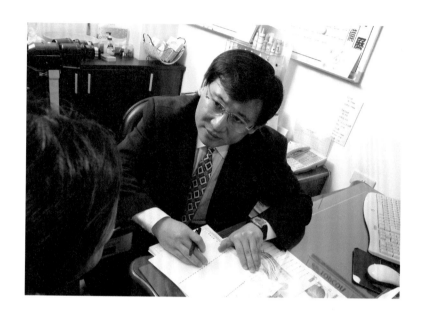

　　眼睛的角膜與水晶體對於紫外線也有一定的過濾作用，
所以紫外線對眼睛的傷害也就集中在這兩個組織，因為水晶體
只能過濾很少的藍光，所以反倒是藍色光對於視網膜的傷害較
大。為了防止藍光對於眼球造成的傷害，特別要注意點散瞳劑
治療近視的兒童，散瞳劑除了麻痺睫狀肌外，瞳孔也會放大，
進入眼睛的光線量也會增加，包括藍色光，這也正解釋點散瞳
劑的孩童到戶外容易畏光的原因，提醒父母，一定要為孩子戴
上遮陽帽或是太陽眼鏡。

專業醫師群簡介

林玉凰 醫師

學歷：中山醫學院醫學系畢業

經歷：臺大醫院眼科教學總醫師

臺北醫院眼科主治醫師

現任：臺北諾貝爾眼科主治醫師

敦南諾貝爾眼科主治醫師

忠孝美麗爾診所主治醫師

中華民國雷射醫學會會員

中華民國美容醫學會會員

臺灣微整形美塑醫學會會員

臺灣白內障及屈光手術醫學會會員

美國眼科醫學會會員

林孟穎 醫師

學歷：臺北醫學大學醫學系畢業

經歷：前長庚醫院眼整形科醫師

前瑞倍佳整形醫美中心臺北分院院長

中華民國美容醫學會會員醫師

中華民國美容醫學會雷射脈衝光認證醫師

中華民國美容醫學會美塑抗老化結業

現任：內湖美麗爾診所副院長

臺北諾貝爾眼科主治醫師

敦南諾貝爾眼科主治醫師

麥令琴 醫師

　　學歷：臺北醫學大學醫學系畢業

　　　　　美國John Hopkins大學公共衛生研究所碩士

　　經歷：臺大醫院眼科部代訓醫師

　　　　　亞東醫院眼科住院醫師

　　　　　臺北榮民總醫院眼科部角膜專科研修醫師

　　　　　馬偕醫院內科部住院醫師

　　　　　中華民國眼科醫學會會員

　　　　　中華民國醫用雷射學會會員

　　　　　國際淚膜及眼表層醫學會會員

　　　　　美國白內障暨屈光手術學會會員

　　　　　美國Johns Hopkins大學眼科Wilmer Eye institute眼科研究員

　　現任：亞東紀念醫院主治醫師

張鼎業 醫師

　　學歷：臺北醫學大學醫學系畢業

　　經歷：前臺北醫學大學附設醫院眼科部總醫師

　　　　　萬芳醫院眼科部醫師

　　　　　臺北醫學大學推廣教育驗光學分班指導老師

　　現任：康橋諾貝爾診所院長

　　　　　臺北諾貝爾眼科主治醫師

劉淳熙　醫師

　　學歷：中山醫學院醫學系畢業

　　　　　長庚大學臨床醫學研究所

　　經歷：前長庚醫院眼整形主治醫師

　　　　　美國曼哈頓眼耳中心研修

　　　　　美國洛杉磯大學顏面整形結業

　　　　　美國眼科醫學會會員

　　　　　中華民國眼科專科醫師

　　　　　中華民國醫用雷射醫學會會員

　　　　　中華民國美容醫學會會員

　　　　　臺灣白內障及屈光手術醫學會常務監事

　　　　　臺灣顏面整形重建外科醫學會

　　現任：內湖美麗爾診所院長

　　　　　忠孝美麗爾診所主治醫師

　　　　　敦南諾貝爾眼科主治醫師

（以上依姓氏筆劃順序排列）

國家圖書館出版品預行編目資料

眼睛保健聖經／張朝凱 著；-- 初版.--臺北市：如何，2008.01

　192面；14.8×20.8公分.--（Happy body；78）

　　ISBN 978-986-136-155-0（平裝）

　　　1.眼科　　2.視力保健

416.7　　　　　　　　　　　　　　　　　96022509

The Eurasian Publishing Group
圓神出版事業機構
用心同你對話・破野無限寬廣

如何出版社
Solutions Publishing

http://www.booklife.com.tw　　inquiries@mail.eurasian.com.tw

Happy Body　078

眼睛保健聖經

作　　　者／張朝凱
審 訂 者／陳美齡
共同撰稿／林玉凰・林孟穎・麥令琴・張鼎業・劉淳熙（依姓氏筆劃順序）
文字整理／吳淑文・王莉婷
發 行 人／簡志忠
出 版 者／如何出版社有限公司
地　　　址／台北市南京東路四段50號11樓之1
電　　　話／（02）2579-6600（代表號）
傳　　　真／（02）2579-0338 2577-3220
總 編 輯／陳秋月
主　　　編／林振宏
企畫編輯／陳郁敏
責任編輯／李靜雯
美術編輯／蔡惠如
行銷企劃／吳幸芳・王輅鈞
校　　　對／張朝凱・吳淑文・王莉婷・李靜雯
排　　　版／杜易蓉
印製總監／林永潔
監　　　印／高榮祥
總 經 銷／叩應有限公司
圓神出版事業機構法律顧問／蕭雄淋律師
印　　　刷／龍崗數位文化股份有限公司
2008年1月 初版

定價 270 元　　　　ISBN 978-986-136-155-0　　　版權所有・翻印必究
◎本書如有缺頁、破損、裝訂錯誤，請寄回本公司調換　　　Printed in Taiwan

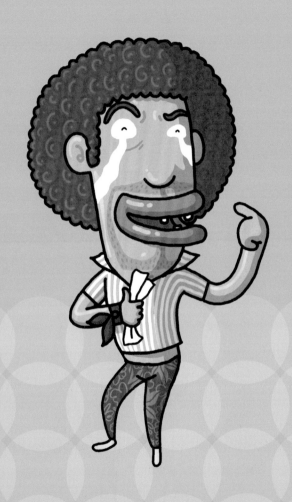

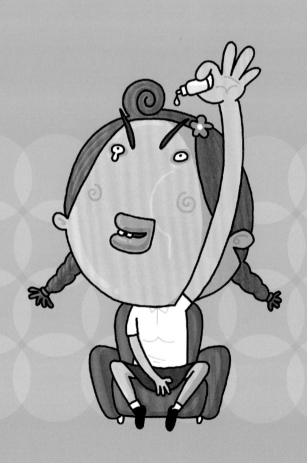

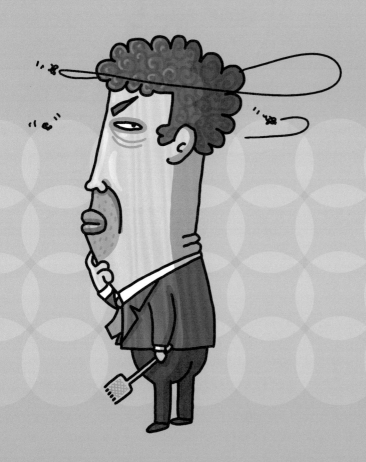

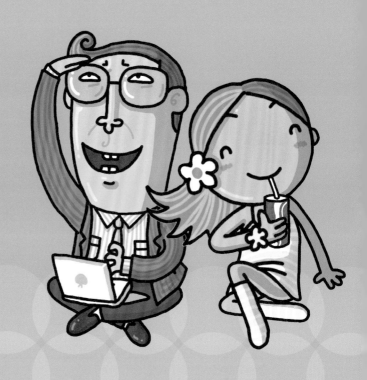